Wellness beim PutZen

Bildung
Medien
Kommunikation

www.hep-verlag.ch
der bildungsverlag

Katharina Zaugg
Wellness beim Putzen
Übungs- und Lesebuch
ISBN 3-03905-022-2
2. Auflage 2004

Internet: Zusatzmaterialien
www.hep-verlag.ch/mat/putzen/

Projektleitung: Andrea Egger, Bremgarten
Lektorat: Erika Brugger, Basel
Korrektorat: Doris Héritier, Bern
Gestaltung/Umschlag: Régine Bastien, Bern
Portrait: P. Gessler, Grob Wohnen, Basel

Bibliografische Information Der Deutschen Bibliothek Die Deutsche Bibliothek verzeichnet diese Publikation in der Deutschen Nationalbibliografie; detaillierte bibliografische Daten sind im Internet unter http://dnb.ddb.de abrufbar.

h.e.p. verlag ag
Bildung.Medien.Kommunikation
Brunngasse 36
CH–3011 Bern

www.hep-verlag.ch

Katharina Zaugg

Wellness beim PutZen

Übungs- und Lesebuch

hep

Meiner Tochter Karima Anna gewidmet.

Inhalt

Ähnlichkeit mit Ihnen bekannten Personen sind zufällig und nicht zu vermeiden, obwohl alle Namen erfunden sind.

Lesen statt putzen

Raumpflege ist für das Haus wie Baden für den Körper. Wohltuend. Beim Baden hüllen wir unseren Körper ein mit Wasser, Ölen und Düften. Mit einem sanften Handschuh massieren und reinigen wir unsere Haut. Wir singen ein Lied oder hören Musik. Was immer uns gefällt.

Baden ist wohltuend. Baden ist ein Genuss.
Putzen auch!

Denn was wir beim Baden tun – den Nutzen mit dem Wohlbefinden verbinden – das können wir auch beim Putzen tun. Nachhaltige Putzkultur verbindet beides.

Sinnliches Putzen enthält einen Wellness-Faktor. Wenn Sie im Alltag mit der Entspannung beginnen, haben Sie einen kürzeren Weg in die erholsame Freizeit. Sie haben zum Beispiel mehr Zeit zum Lesen.

Das ist ganz praktisch gemeint: Putzen Sie abends vor dem Joggen Ihre Eingangstür. Und Sie sparen sich das Warm-up. Oder bauen Sie beim Fensterputzen ein paar Übungen aus dem kürzlichen Beckenboden-Training ein. Haben Sie damit Erfolg und können das Training auch noch auf die Türen übertragen, so steigen Sie demnächst von den AnfängerInnen zu den Fortgeschrittenen auf...

Zudem ist Putzen auf diese Weise «einfach, sinnvoll und billig». Der österreichische Forscher Viktor Schauberger behauptete, dass jede gute Lösung diese Merkmale habe, und in Bezug auf das Putzen hat er absolut Recht: Sinnliches Putzen ist einfach, sinnvoll und billig.

Putzen statt lesen

Um zum Baden zurück zu kehren: Kein Mensch kommt auf die Idee, dem Körper den Genuss des Badens zu verweigern, nur weil er «schmutzig» geworden ist nachdem er geschwitzt hat oder verstaubt ist.

Warum gehen wir mit unserer Körperhaut nachsichtiger um als mit unserer «Raumhaut», also unseren Wohn- und Lebensräumen?

Es stimmt nämlich nicht, dass man sich beim Putzen abkrampfen muss. Raumpflege ist nicht sinnlos, nur weil es nachher wieder schmutzig wird.

Ich weiss: Feindselige Missachtung des Putzens hat eine seltsame Tradition. Stimmen Sie in einer Kaffeerunde ein Jammerlied übers Putzen an: Sie werden sofort Mitmenschen finden, die mitjammern. Die Welt scheint aufgeteilt zu sein in jene, denen das Putzen-müssen zur Last fällt, andere die über RaumpflegerInnen klatschen und solche, die beneidet werden, weil sie nicht putzen müssen. Wer gerne putzt, sitzt still dabei, um sein Geheimnis nicht dem Gespött preiszugeben.

Wer putzt, wendet sich der «Kehr-Seite» des Alltags und des Lebens zu. Im Wort «Kehren», mit dem Besen einen Raum kehren, ist dieser Wortsinn noch ganz ursprünglich erhalten geblieben. Das hat im Kleinen wie im Grossen eine Bedeutung.

Im Lauf meiner Beobachtungen schälte sich das Putzen als zivilisatorische Basisarbeit heraus, die überall auf der Welt ausgeführt wird. NomadInnen fegen Rastplätze frei, im afrikanischen Lehmhaus wird regelmässig der Fussboden gekehrt. Gefässe werden gewaschen, Möbel geölt usw.

In meinen Texten, die während mehr als 15 Jahren Raumpflege entstanden sind und die Sie auf den Seiten dieses Buches wiederfinden, bin ich den Ursprüngen des Putzens nachgegangen. Ich habe Schicht um Schicht den Widerstand abgetragen, den Putzen in gesellschaftlicher wie in persönlicher Hinsicht mit sich bringt, und ich habe unter diesen Schichten eine ganz ursprüngliche Kraft entdeckt.

Putzen hat also nicht nur einen Wellness-Faktor, es hilft uns auch, ein paar gesellschaftliche Missverständnisse besser zu verstehen und auszuleuchten. Putzen ist das Thema, auf das ich meine «Innenraumforschung» praktisch und theoretisch spezialisiert habe, weil daran vieles deutlich wird. Mit ethnologischem Blick versuche ich, möglichst unvoreingenommen Selbstverständliches zu beobachten.

Beispielsweise dies: Die Bedeutung des Wortes «Putzen» hat nicht ausschliesslich mit Hausarbeit zu tun. In der Landwirtschaft heisst es «Jäten» von Weideland, es von Gestrüpp befreien, damit es nicht «verchrutet» (d.h. von Pflanzen überwuchert wird). Das war eine Arbeit, die vorwiegend von Männern ausgeführt wurde. Selbstverständlich putzten Männer früher ihre eigenen Arbeitsplätze, den Stall, die Werkstatt, das Werkzeug . Heute pflegen sie Autos. Warum nicht auch Badezimmer? Worin unterscheiden sich die glänzenden Teile des Autos, die die Männer hingebungsvoll polieren, am liebsten länger als nötig, von den Armaturen im Bad?

Machen Sie ein Experiment: Streichen Sie mit geschlossenen Augen mit einem Lappen über die konkave Oberfläche der Badewanne, dann über das konvexe Autodach. Wo liegt der Unterschied?

Ein weiteres Thema, das sich mir im Lauf der Jahre erschlossen hat: Hausarbeit kann «entdomestiziert» werden. Die Emanzipation machte den Frauen hundert Jahre lang weis, sie entkämen der Domestizierung nur, wenn sie ausser Haus einen Beruf ergriffen. Mit der Weigerung, das Haus weiter zu beseelen, setzte ein Exodus der Frauen ein. Das Haus verwaiste. Die Männer sind nur vereinzelt bereit, die «lästige» Hausarbeit mit den Frauen zu teilen. Können oder wollen sie nicht? Welche Auswirkungen hat das «Hausarbeits-Tabu» auf die Mitbeteiligung der Männer an der Familienarbeit?

Die Weigerung der Frauen war historisch wichtig, jetzt sind wir an dem Punkt angelangt, an dem die Veränderung neue Wege öffnen kann. Im Buch entwickle ich Formen einer postmodernen Putzkultur, für die Frauen, Männer und Kinder sich begeistern können.

Wenn ich putze, so kann ich mir damit etwas Gutes tun. Ich kann meine fünf Sinne schärfen und meinen Körper trainieren. Frauen können sich einen Teil verborgener Identität zurückerobern, Männer neue Gebiete der Alltagskultur entdecken.

Mein Buch möchte Sie dazu anstiften!

Katharina Zaugg

Basel, im März 2004
Vorwort zur 2. Auflage

Warum Übungen

Hier und da finden Sie Übungen aus meinen Kursen. Damit können Sie in Momenten der Musse mit neuen Putztechniken spielen, den sanften Umgang mit Lappen erproben oder mit dem Staubsauger tanzen lernen.

Vorstufe: Aufräumen

Aufräumen heisst «Räume öffnen».
Leuten, die sagen: «Putzen wäre kein Problem, müsste ich nicht vorher aufräumen!», empfehle ich das Buch von Karen Kingston: «Feng shui gegen das Gerümpel des Alltags» (Hamburg 2000).

Durchs Aufräumen müssen Sie hindurch – erst dann macht Putzen Sinn. Sie können es vereinfachen, indem Sie herumliegende Sachen in einer Kiste sammeln und erst nach dem Putzen sortieren.

Umherliegende Dinge, Staub, Flecken, Schmutz jeder Art besetzen den Raum – Schmutz zwar nur mit einer hauchdünnen Schicht. Diese Schicht bindet jedoch Licht, was man nach dem Putzen sieht, wenn alles glänzt und die Oberflächen wieder ungehindert das hereinfliessende Licht reflektieren.

Aufräumen öffnet den Raum, Putzen klärt ihn.

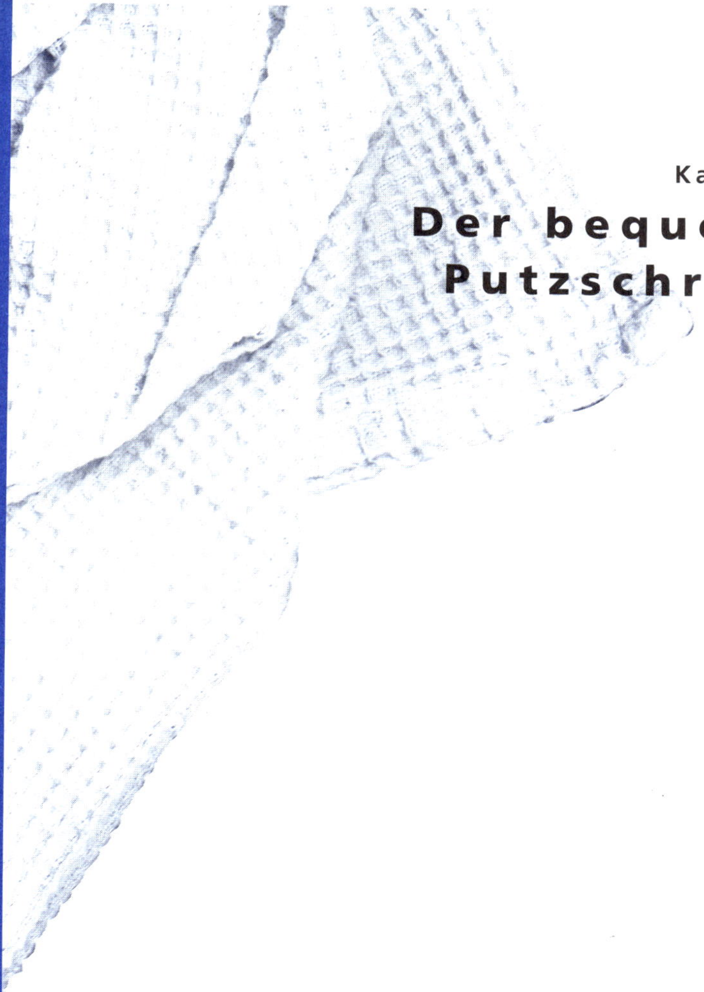

Kapitel 1

Der bequeme Putzschrank

Übung: Putzschrank visualisieren
Bevor Sie weiterlesen, schliessen Sie bitte die Augen und stellen Sie sich Ihren Putzschrank vor.
Wie sieht es darin aus?
Übersichtlich, luftig und handlich?
Vollgestopft?
Einladend oder abschreckend?
Lassen Sie auf sich wirken, was Sie sehen.

Ist mit Ihrem Putzschrank alles so, wie es Ihnen gefällt? Ist er einladend und handlich, können Sie dieses Kapitel überspringen. Sind Sie jedoch nicht zufrieden, lohnt es sich, das Thema Putzschrank genauer anzuschauen. Ein unbequemer Putzschrank ist voller «Putzlust-Fallen», die Sie auf hinterlistige Weise bremsen.

Putzlust-Fallen

Ist Ihr Putzschrank übervoll mit Mitteln, Hilfsmitteln, Hilfsmitteln für Hilfsmittel, Werkzeug und allem, was nirgends sonst im Haus Platz gefunden hat? Müssen Sie erst den ganzen Schrank ausräumen, ehe Sie den Staubsauger zusammensetzen können? Müssen Tüten, Schachteln und Haufen durchwühlt werden, bis die Spezialdüsen zum Vorschein kommen?

Überquellende und unbequem eingerichtete Putzschränke weisen auf Menschen hin, die ungern putzen. Sie kaufen immer wieder das Neueste auf dem Markt, das ihnen das Putzen endlich abnehmen soll. Stellt sich heraus, dass es auch diesmal wieder nicht klappt, stellt man das Mittel zu den anderen und probiert wieder etwas Neues, noch Spezielleres, noch Teureres.

Wer sich den Zugang zum Werkzeug verbaut, verbaut ihn zum Putzen. Bis die Arbeit fertig vorbereitet ist, gehen Zeit und Schwung verloren, obwohl man sagt, man wolle das Putzen möglichst schnell hinter sich bringen. Dieser Widerspruch gehört zur Arbeitsplanung putzunlustiger Menschen. Anstelle einer sinnvollen Planung eilen sie hin und her, übersehen Details, schrubben und krampfen. Je schneller jemand das Putzen hinter sich bringen möchte, desto länger dauert es.

Beim bequemen Putzen achten wir auf die Zeit: Sie ist kostbar. Warum sollte man jedes Mal Zeit verlieren mit dem Zusammenkramen von Einzelteilen? Was Sie brauchen, ist ein sinnvoll eingerichteter Schrank, in dem alles Nötige griffbereit steht.

1. Schritt: Ausräumen

Einen als unbequem erkannten Putzschrank leeren Sie am besten und reinigen ihn. Wenn das ausgeräumte Putzzeug wie ein trauriger Haufen herumliegt, ist das auf den ersten Blick entmutigend, denn es spiegelt Ihre bisherige Stimmung beim Putzen. Vernachlässigte, zerknitterte Dinge, ein verfilzter Besen und eine Ansammlung nutzloser Hilfsmittel möchte man am liebsten wegwerfen. Trotzdem empfehle ich Ihnen, alles, was noch brauchbar ist, weiter zu verwenden und in den Schrank zurückzustellen, statt vor Schreck alles wegzuwerfen und neu zu kaufen. Mit der Zeit wollen Sie vielleicht das eine oder andere Stück ersetzen. Aber im Moment wissen Sie noch nicht, was Sie anschaffen wollen, weil Sie noch nicht wissen, was Ihnen zusagt, wenn Sie Wellness beim Putzen entdeckt haben.

Überstürzen Sie nichts. Stellen Sie zusammen, was Sie regelmässig brauchen, und warten Sie mit Kaufen. Alles Überzählige wandert in einer Schachtel in Keller oder Estrich.

2. Schritt: Putzkorb

Stellen Sie einen Tragkorb mit Putzmitteln und kleinem Werkzeug zusammen. Darin sind je eine Flasche

- Neutralreiniger
- Putzsprit
- Bad-/WC-Reiniger
- Essig

- Verschiedene Lappen
- Schwamm
- Kleinwerkzeug (z.B. Klinge, Holzspachtel, usw.)
- eine alte Zahnbürste
- und das, was Ihnen sonst noch wichtig ist

Wählen Sie eine Flaschengrösse von 300 bis 500 ml mit engem Ausguss oder Sprühkopf. Die Flaschen müssen sich gut mit der Hand umspannen lassen. Die Pumpe muss gut in der Hand liegen und sich bequem ziehen lassen. Nachfüllen aus Kanistern oder Literflaschen. Stellen Sie eigene Mischungen her. Wichtig: Alle Flaschen gut beschriften. Umweltfreundliche Putzmittel sind weniger gesundheitsgefährdend, das erspart uns aber nicht, jede Flasche deutlich mit einem wasserfesten Stift (den Sie am besten mit den Etiketten im Schrank aufbewahren) anzuschreiben.

Den Putzkorb mit der Grundausrüstung stellen Sie vorne in den Schrank, so dass Sie ihn, ohne sich zu verrenken, herausziehen können.

Bei der Wahl der Putzmittel beachten:
«Öko» ist ein Markt. Alle Hersteller streichen hervor, in welchem Grad ihre Produkte ökologisch sind. Wie kann man sich zurechtfinden? Grundsätzlich gilt: Je mehr «öko», desto verständlicher und einfacher ist die Inhaltsangabe. Vorbildlich ist die Firma Sonett, die als einzige alle Inhaltsstoffe deklariert. Sobald zu viele Es, As und Os mit Zahlen und langen Formeln Sie verwirren, bewegt sich das Produkt weg von der wirksamen Grundsubstanz. Ich bin keine Chemikerin. Wenn ein anerkanntes Institut die Produkte geprüft hat und sie gutheisst, muss ich mich auf sein Urteil verlassen.

3. Schritt: Werkzeug

Der Staubsauger

Am besten schaffen Sie für den Staubsauger eine Einrichtung, bei der die Düse nicht aufliegt und der Schlauch nicht knickt. Das Zubehör kommt in eine Schachtel mit Aufschrift. Ersatzsäcke und Filter sind gut greifbar.

Beachten beim Staubsaugerkauf:
Fragen Sie nach der neusten Filtertechnologie. Achten Sie darauf, ob Sie die in Mode gekommenen, parfümierten Filter ertragen. Sie dürfen nicht darüber hinwegtäuschen, dass der Feinstaub weiter kreist.

Kessel

Brauchen Sie einen Putzkessel? Haben Ihre Zimmerböden einen Teppichbelag, Küchen- und Badboden sind so klein, dass sich der Aufwasch in ein paar Zügen machen lässt? Können Sie sich Ihren Putzschrank ohne Kessel vorstellen? Wenn nicht, heisst das, Sie brauchen einen Kessel in Ihrem Putzschrank. Kessel haben symbolische Bedeutung.

Martha Lerchs Kessel

Die Lerchs waren gestorben, das Haus war ausgeräumt. Verkauft. Renoviert. Vor dem Einzug der neuen MieterInnen kamen wir zur Baureinigung. «Das Haus ist leer», sagte die Architektin. «Die Handwerker sind fertig.» Vor der Arbeit ging ich durch das Haus. Am Fuss der Kellertreppe stand ein emaillierter Putzkessel mit einem wurmstichigen Holzgriff. Mit einem uralten Klang, als ich ihn versuchsweise über den Tonboden schob. Es war Liebe auf den ersten Blick. «Im Keller steht noch ein alter Putzkessel, kann ich ihn haben?» Die Architektin war überrascht, dass noch etwas im Haus war. «Das muss Martha Lerchs Kessel sein. Nimm ihn mit. Auf den alten Kessel erhebt niemand Anspruch.» Nachdem er sechzig Jahre oder mehr das Haus nie verlassen hatte, reist er jetzt mit an Seminare und sorgt zusammen mit Aktenkoffer und Besen für erstauntes Gelächter.

Der Besen

Auch für den Besen stellt sich die Frage, ob Sie sich Ihren Putzschrank ohne ihn vorstellen können. Er ist ein altes Werkzeug. Wenn in Ihren Putzschrank ein Besen gehört, geben Sie ihm einen Platz. Besen müssen hängen. Stellen Sie ihn nicht auf die Borsten. Verwenden Sie gerne einen Kehrbesen, lohnt sich die Anschaffung eines Besens aus Rosshaar. Suchen Sie einen «Besen fürs Leben» oder einen L.A.B. (Lebensabschnittsbesen)?

Der Besen fürs Leben

In dem Haus wohnte eine alte Frau. Sie war fast hundert Jahre alt und verliess nur noch selten ihr Bett. In ihrem Putzschrank fand ich einen Besen, offenbar noch in Gebrauch, dessen Borsten sich im Lauf der Jahre auf einen Zentimeter Länge abgenutzt hatten. Das Holz, in dem die Büschel gebunden waren, schimmerte durch wie eine Glatze. So kurz die Haare waren, mit diesem Besen liess sich noch immer gut kehren. Wie alt mochte er sein? Gepflegte Besen von guter Qualität halten ein Leben lang.

Schrubber und Mops

Überprüfen Sie Schrubber und Mops: Liegt der Stiel bequem in Ihrer Hand. Ziehen Sie Holz vor, weil sich Metall zu kühl anfühlt? Nicht durchdachte Schrubber haben zu kurze Stiele, der Ansatzwinkel der Bürsten ist zu flach. Prüfen Sie es nach, indem Sie die Bürste für die volle Wirkung flach auf den Boden setzen. Schauen Sie, wo der Stiel hinzielt: Erreicht er nur die Höhe des Knies, «macht er Sie klein».

Der Teppichklopfer

Gehört zu Ihrem Werkzeug ein Teppichklopfer?
So einer, bei dem drei Binsen zu drei Kreisen geflochten sind? Schauen Sie ihn an: Löst er in Ihnen gute Gefühle aus, fasziniert Sie dieses Werkzeug, ohne dass Sie sagen könnten, warum? Dann lassen Sie ihn im Putzschrank. Oder macht Ihnen am Teppichklopfer etwas Angst? Verbinden Sie mit Teppichklopfern schlechte Erfahrungen? Dann weg damit.

Der Teppichklopfer wurde als Waffe gegen Kinder benutzt. Man schlug sie oder drohte ihnen damit. In jedem meiner Kurse sind Menschen, die sich daran erinnern, mit dem Teppichklopfer Schläge bekommen zu haben. Ist das so, dann könnte es Zeit sein, den Teppichklopfer wegzulegen. Ihn aus dem Putzschrank zu entfernen. Sie wollen nicht jedes Mal, wenn Sie Ihren Schrank öffnen, an schmerzhafte Schläge erinnert werden. Vielleicht gehen Sie den Erinnerungen nach und klopfen sie beim nächsten Teppichklopfen hinaus.

Der Teppichklopfer ist ein genial konstruiertes, zweckmässiges Werkzeug aus einfachem Material. Bei der klassischen Form sind drei

Binsen zu drei Kreisen geflochten. Sie gleichen Rosetten an Kirchenfenstern. Zum Stiel werden die sechs Binsen zu einer Spirale gedreht. Der Stiel ist so elastisch, dass der Schlag federt.

Teppiche klopft man mit lockerer Hand. Wenn das Instrument sanft gehandhabt wird, können sich die schlechten Erinnerungen langsam auflösen. Beim harten Zuschlagen gehen Handgelenke, Teppiche und der Teppichklopfer selber kaputt.

Übung: Teppichklopfer flechten
Haben Sie Ihren Teppichklopfer angeschaut und Lust auf ein Experiment? Legen Sie ihn jetzt ausser Sichtweite. Nehmen Sie ein Stück Schnur oder Seil, etwa 30 cm lang, und versuchen Sie, das Geflecht des Teppichklopfers nachzubilden.

4. Schritt: Kleinwerkzeug

Bürsten

Es lohnt sich, eine kleine Auswahl an Bürsten zu haben. Die ausrangierte Zahnbürste zum Beispiel: Beim nachhaltigen Putzen erfasst und reinigt man den ganzen Raum. Auch Rillen und Kanten, Ecken und Winkel. Die Kufen eines Schaukelstuhls, in denen sich Staub abgelagert hat, putzen Sie zuerst mit der Bürste aus.

Oder die Fensterscheibe: Um aus den Ecken den Schmutz zu entfernen, nehmen Sie die Zahnbürste. Eine Scheibe wirkt schlecht geputzt, wenn in den Ecken Schmutz sitzt.

Klobürste

Die Klobürste steht zwar nicht im Putzschrank, gehört aber auch zum Werkzeug. Die beste erhältliche Ausführung hat eine runde Bürste zum Ausbürsten von Keramikschüssel und Syphon und eine flache kleinere, schräg nach oben angesetzte, mit der man unter den Kragenrand fahren kann. Verschmutzungen an dieser Stelle sind der häufigste

Grund für üble WC-Gerüche. Sollte es in einer Toilette nicht gut riechen, diese Stelle überprüfen. Hat sich ein Ansatz gebildet, muss er eingeweicht und mit einem Schwamm entfernt werden. Die schmale Bürste ist nicht gross genug. Es würde sich lohnen, WC-Bürsten mit wirklich greifenden Gegenbürsten herzustellen. Die schmalen sind zwar besser als nichts, erfüllen aber ihren Zweck nicht ganz. Wir würden es vorziehen, nicht an dieser Stelle des WCs mit Lappen oder Schwamm herumfahren zu müssen. Die optimale Klobürste darf also noch erfunden werden.

Beachten Sie beim Kauf einer Klobürste, dass der Behälter gut durchlüftet und einfach zu reinigen ist. Im stehenden Wasser bilden sich Bakterien.

«Bäseli und Schüfeli» (Handbesen und Kehrschaufel)
Handelsübliche Handbesen haben unbequeme Griffe. Ich umfasse den Rücken des Besens, nicht mehr den Griff, damit meine Hand sich nicht um den zu dünnen Stiel herumkrümmen muss. Vergleichen Sie Griffe bei anderem Werkzeug. Ein bequemer Griff ist anders und es gibt ihn. Das Angebot wird sich ändern, sobald Sie ergonomisch bequeme Formen für Putzwerkzeug fordern. Das grosse Wettrennen wird losgehen: Wer kann es uns beim Putzen am bequemsten machen? Dann haben Sie die Wahl. Sie haben es in der Hand, durch klare Forderungen und durch das Zurückweisen von allem, was unhandlich ist, das Wettrennen in Gang zu setzen.

5. Schritt: Lappen

Zum Putzen brauchen wir Lappen aller Art – zum Abstauben, feucht Wischen, Böden Aufnehmen. «Lumpen» waren früher Reste abgetragener Kleider, die zerrissen und beim Putzen aufgebraucht wurden.

Hudu
Das Wort Hudu hat eine berndeutsche und eine arabische Bedeutung. Berndeutsch bedeutet «Hudu» Lappen. «Verhudlet» heisst zerzaust, zerfetzt. Zum Beispiel Haare vom Wind, eine Fahne vom Sturm oder eben ein

Stück Stoff, das noch zum Putzen taugt.

Im Arabischen heisst «hudū'» Stille der Nacht.

Es ist nun so, dass Tänzerinnen mit Namen Marianne, Elisabeth, Anna oder Silvia sich für ihre Auftritte arabische Namen zulegen. Dann heissen sie Leila, Fatima, Nuria oder Suleima. Sinngemäss müsste ich, wollte ich unter arabischem Namen auftreten, Hudu heissen. Diesen Namen würde mir niemand streitig machen, jedenfalls nicht dort, wo man Berndeutsch spricht.

Moderne Lappen werden aus verschiedenen Fasern gewoben: Baumwolle, Viskose, Synthetik, Mikrofaser. Wenn Sie Lappen auswählen, schliessen Sie die Augen, ertasten Sie das Gewebe und wählen Sie nur das Material, das sich in Ihrer Hand gut anfühlt. Ein zu kleiner, dünner oder ein zu brettiger, grober kann jedes Mal Ihre Putzlust dämpfen.

Mikrofasern haben den Nachteil, dass sie beim Arbeiten die Haut an den Händen entfetten. Ich setze sie gezielt dort ein, wo sie sinnvoll sind.

Wir sind eben dabei, allen Elementen auf die Spur zu kommen, die Ihnen das Arbeiten bisher unbequem gemacht haben. Da kommt es auf jeden einzelnen Lappen, jede einzelne Bürste an: Bei allem, was Sie zur Hand nehmen, muss es Ihnen ab heute wohl sein.
Zu lange haben Sie sich damit abgefunden, dass Sie «eigentlich» nicht gern mit Baumwolllappen putzen, aber dachten, das müssten Sie, sondern lieber mit einem grell farbigen synthetischen putzen würden – oder umgekehrt.

6. Schritt: Ökoputzen privat

Bei jedem aufgebrauchten Putzmittel schauen Sie, ob Sie es ersetzen müssen oder ob Sie es in verwandter Form haben. Erkundigen Sie sich (es gibt Broschüren und Informationsstellen in allen Städten), welches das entsprechende umweltfreundliche Putzmittel ist. Nach und nach

brauchen Sie die alten Putzmittel auf. Sie können sich Zeit lassen. Es gibt verschiedene Angebote an ökologischen Putzmitteln, einfache und luxuriöse, wählen Sie aus, was Ihnen zusagt.
Riechen Sie an jedem neuen Putzmittel, das Sie sich zulegen. Kaufen Sie es nur, wenn Ihnen sein Geruch zusagt.

Ein Abschiedswort zur Schmierseife:
Schmierseife ist der Inbegriff des Putzens nach Grossmutterart. Neutralreiniger eignen sich besser für Reinigungsarbeiten im modernen Haushalt. Die Beschaffenheit der Oberflächen ist anders als früher. Statt offenporigen Holz-, Ton- und Steinböden sind heute fast alle Böden mit einem Lack versiegelt.
Mit Schmierseife gereinigt, werden die Siegel spröde und klebrig. Schmierseife ist nach wie vor das Beste für offenporige Tonböden und Marmor. Schmierseife ist nicht so umweltfreundlich wie ihr Ruf. Sie baut sich nur langsam ab und verschmiert die Kläranlagen. Die Zeiten haben sich geändert und mit ihnen die Putzmittel. Das alte Set von Soda, Sand und Seife wurde von verfeinerten Produkten abgelöst.

7. Schritt: Lassen Sie putzen?

Das Umstellen auf Ökoputzen wird heikel, wenn Sie eine Putzfrau oder einen Putzmann beschäftigen, sei es im Privathaushalt oder im Geschäft. Jede Putzfrau hat ihr Handwerkszeug. Sie ist gewohnt, mit einem Sortiment an Mitteln zu arbeiten. Sie kennt die Dosierungen und Anwendungsbereiche, sie weiss, wie lange welches Mittel braucht, um Schmutz einzuweichen. Sie hat sich Mischungen ausgedacht. Sie mag die handlichen Flaschen und eine spezielle Duftnote. Soll das von einem Tag auf den andern nicht mehr gut genug sein? Oft werden Putzfrauen nicht in den Ökologisierungsprozess einbezogen, sondern einfach vor vollendete Tatsachen gestellt. Reinigungspersonal wird in Entscheidungsprozessen übergangen und meist kurzfristig über Änderungen informiert. Das stösst die Leute vor den Kopf und demotiviert sie. Man bekommt ein mal mehr zu verstehen, dass man gut genug für die Ausführung von Anordnungen ist, aber weder angehört wird noch mitentscheiden kann.

Die Entscheidung, mit welchen Chemikalien Räume gepflegt werden, liegt bei den BenutzerInnen der Räume, nicht bei den Putzleuten. Tritt jemand eine neue Stelle an, sollte dieser Punkt besprochen werden. Werden Änderungen in einem laufenden Arbeitsverhältnis gewünscht, ist es eine Frage des Respekts vor dem Handwerk, Reinigungspersonal in den Umstellungsprozess mit einzubeziehen. Putzleute wissen mehr, als man ihnen zutraut.

An ökologischen Putzmitteln gibt es ein breites Angebot. Wenn Putzleute wählen können, was ihnen im Rahmen des ökologischen Handwerks zusagt, ist das Interesse da, die Mittel sinnvoll und optimal anzuwenden. Bei der professionellen Verwendung neuer Putzmittel ist eine gute Umschulung notwendig.

Professionell Putzende sind oft der Überzeugung, Ökomittel seien schwach, man müsse härter arbeiten, damit es sauber werde, und stehen den neuen Reinigungsmitteln ablehnend gegenüber. Genau so, wie jedes neue Verfahren in einem Betrieb angekündigt und begleitet wird, muss der Umstellungsprozess auf ökologische Raumpflege gestaltet werden. Es gibt nichts Demotivierenderes für eine Putzfrau, als an ihren Arbeitsort zu kommen und ihn total umgeräumt vorzufinden. Alles bisherige Putzmaterial wurde entfernt und ersetzt von Kanistern unbekannten Inhalts. Es braucht Fachberatung für die Umstellung und Schulung des Personals.

Einige Vorteile werden von den Reinigungsleuten geschätzt: Glanzreiniger, deren Lösungsmittel die Atemwege belasten, fallen weg. Die neuen Sanitärreiniger enthalten kein Chlor mehr und damit nimmt die Belastung von Haut und Atemwegen ab.
Während der Einführungszeit empfiehlt es sich eine Hotline anzubieten, bei der Reinigungsleute Rat holen können, wenn sie eine Verschmutzung antreffen, für die sie das neue Vorgehen nicht kennen.

Putzschranklos

In vielen modernen Wohnungen wurde der Putzschrank ausgespart. Die Ausstellung mit dem Titel «Oikos: Von der Feuerstelle zur Mikrowelle» im Museum für Gestaltung, 1992 in Zürich, zeigte den Wandel des Küchendesigns. Von der dunkeln, russgeschwärzten Küche mit dem offenen Feuer bis zur weissen Hightech-Küche, nirgends gab es einen Putzschrank. Irgendwo drehte sich ein Putzkessel im Kreis. Eine Staubsaugersammlung auf ansteigenden Podesten machte ironisch den «Fetisch»-Charakter dieses Werkzeugs deutlich, das zum Inbegriff des Putzens geworden ist. Seiner Problematik ist sich kaum jemand bewusst. Raumpflege kam, bis auf die Staubsaugersammlung, nicht vor.

Es gibt andere Möglichkeiten, Reinigungsmittel und Werkzeug bequem unterzubringen. Sie brauchen keinen Putzschrank. Der Putzkorb hat im Bad Platz, wo Sie ihn am häufigsten brauchen. In der Küche reichen ein Spülmittel und eine Sprühflasche mit Putzsprit.

Beim Verstauen des Werkzeugs ist wichtig, dass Sie nicht darüber stolpern, wenn Sie nicht putzen. Ein Staubsauger hinter der Türe, dessen Rohr bei jedem Windzug schwankt und hervorrutscht, oder ein zusammengerollter Schlauch, der jedes Mal aufspringt, wenn Sie etwas anderes aus dem Schrank holen, macht Ihnen das Leben unnötig schwer.

Denken Sie nicht, ich hätte eines dieser Beispiele erfunden. In diesem Buch ist nichts erfunden. Es sind über Jahre gesammelte Beobachtungen. Menschen, die ungern putzen, neigen dazu, sich das Putzzeug buchstäblich in den Weg zu stellen.

Zusammenfassung

Ahnten Sie, dass im anscheinend so nebensächlichen, unauffällig harmlosen Putzschrank «Putzlust-Fallen» lauern? Auf der Entdeckungsreise zur Kehr-Seite des Raums können Sie sie entschärfen.

Die Reorganisation des Putzmaterials ist sinnvoll, wenn Sie in der gleichen Wohnung bleiben, wird aber unumgänglich, wenn Sie umziehen. Beachten Sie folgende Punkte:

- Sind die neuen Räume grösser?
- Höher?
- Welche Bodenbeläge finden Sie vor oder wollen Sie wählen?
- Welche Fenster hat das Haus?
- Brauchen Sie neues Werkzeug?
- Einen grossen Schrank?
- Einen Ausguss?
- Eventuell einen kleinen Putzwagen?

Daran sollten Sie denken, wenn Sie die Einrichtung der neuen Wohnung unter dem Gesichtspunkt der Raumpflege betrachten.

Ein bequem eingerichteter Putzschrank ist eine gute Vorbereitung für die «Wellness beim Putzen».

Kapitel 2

Putzen als Hausarbeit

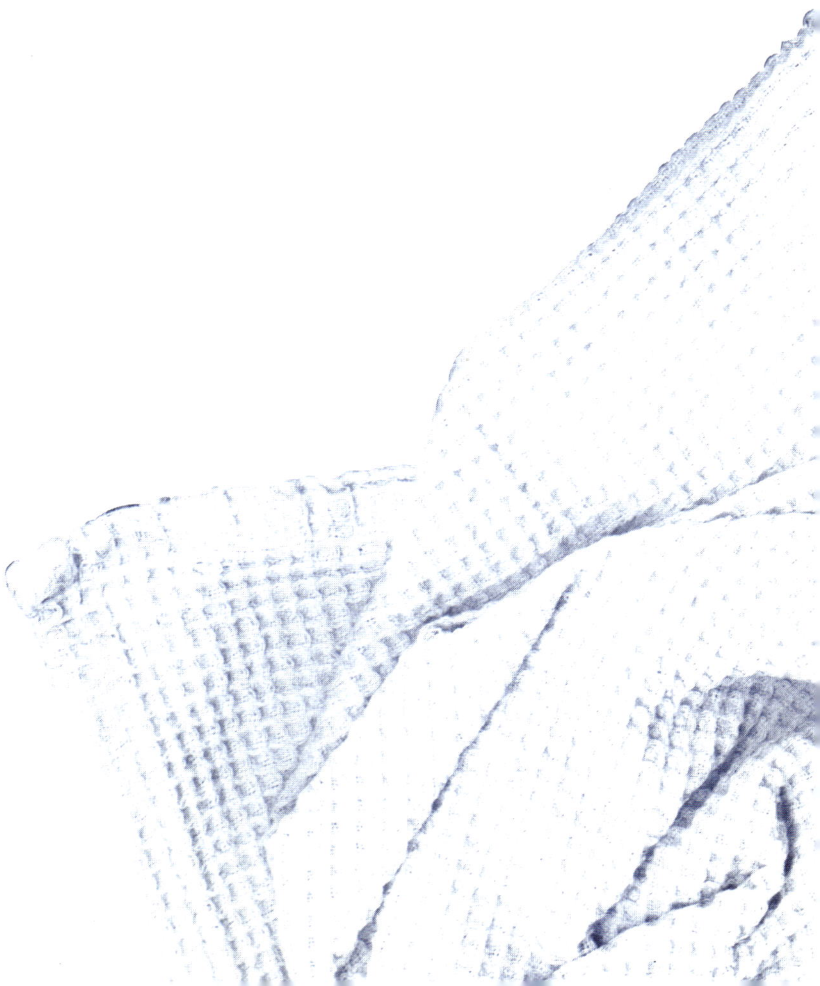

Sie hat doch alles

Diese Frau hat alles, wovon andere nur träumen: einen sorgenden Mann, zwei gesunde Kinder, ein grosses Haus, die Unterstützung ihrer Mutter. Das traumhafte Leben einer Hausfrau.

...und was sie hat, das will sie nicht. Sie sitzt am Herd fest und kann ihren Traumberuf nicht mehr ausüben. Auf Reisen geht ihr Mann zur Zeit allein. Die Arbeit mit den beiden kleinen Kindern wächst ihr über den Kopf. Die Mutter kommt ihr zu Hilfe, das macht es noch schlimmer. Sie hat das Gefühl, in allem zu versagen. «Seit ich Kinder habe, bin ich nur noch am Putzen. Das habe ich mir anders vorgestellt.»

Putzen, Putzen, immer wieder Putzen.

Das heutige Arbeitsrollen-Chaos ist mit Wellness beim Putzen allein sicher nicht zu lösen. Aber es ist ein Ansatz: Wenn ich einer Situation nicht entkommen kann, dann kann ich sie immerhin so gestalten, dass ich mir und den andern am wenigsten schade. Wenn Sie es schaffen, trotz widriger Umstände entspannt zu putzen, haben Sie den Teil der Lösung geschafft, den Sie sowieso leisten müssten: Sie haben sich von der Verachtung der Raumpflege befreit.

Die gesellschaftlichen Probleme, die mit der Entwertung der Hausarbeit entstanden sind, müssen auch gesellschaftlich gelöst werden. Bis sie gelöst sind, muss man weiter putzen und nachher auch. Die Lösung wird für das Handwerk eine spürbare Aufwertung bringen. Raumpflege wird wieder als zivilisatorisch notwendige Pflegearbeit gesehen und nicht mehr als ein «Fluch», der Frauen in die Wiege gelegt wird. Bis es so weit ist, schauen wir zu unserer Binnenlust und unseren Gelenken, gestalten die Arbeiten mit unserer Familie und unseren Freunden und tragen so aus unserer Alltagspraxis Lösungsansätze zur Entspannung bei.

Was politisch und wissenschaftlich ansteht, ist eine revidierte Betrachtung der Bedeutung von Haus- und Familienarbeit für die nachhaltige Ökonomie.

Begriffe wie «grüne Witwen im Schlafdorf» sind kränkend, wenn das der Blickwinkel ist, unter dem Hausarbeit gesehen wird.

Grüne Witwen im Schlafdorf

Erst war mir nicht klar, dass mit Schlafdorf ein Dorf gemeint ist, wohin Männer nur zum Schlafen fahren und wo die Frauen wohnen und arbeiten. Arbeiten Frauen im Schlaf? Vielleicht meinte der ETH-Professor damit, dass Frauen auch im Schlaf noch arbeiten. Das stimmt für Mütter: Sie sind auch im Schlaf auf Pikett. Jederzeit, wenn ein Kind weint, müssen sie bereit sein, zu ihm zu schauen. Der Mann braucht seinen Schlaf, weil er morgen wieder «arbeitet».

Diese Betrachtungweise ist schräg. Es sollte sich niemand wundern, dass es die Frauen aus den Häusern hinaus in die grosse weite Welt mit der «richtigen Arbeit» zieht. Selbst die Kinder leben mit dieser verzerrten Wahrnehmung. Ein wohl genährter, gut gekleideter Fünfjähriger antwortete auf die Frage «Was arbeitet dein Mami?»: «Sie ist Krankenschwester», und «Wer ist Chef zu Hause?»: «Der Papa.»
Und wer, bitte, macht zu Hause die Arbeit? Nach ersten Schätzungen erbringt die Hausarbeit zwei Drittel, die entlohnte Arbeit ein Drittel des Bruttosozialproduktes.

Und von wegen «Schlaf». Schläft nicht eher der Mann bei der Arbeit? Frauen mit kleinen Kindern entwickeln eine sogenannte «doppelte Konzentration»: Sie betreuen Kinder und verrichten gleichzeitig Hausarbeit. Der Mann konzentriert sich auf eine Sache. Dadurch bringt er es weiter. Vielen Männern in leitenden Positionen fehlt die «Weltsicht der Bezogenheit», wie sie am Ethik-Symposium in Salzburg 2002 gefordert wurde. Ihr Ziel ist vor allem zu delegieren. Sie sind es nicht gewohnt, zwei Dinge gleichzeitig zu tun. Frauen entwickeln bei der Haus- und Famlienarbeit einen «Rundumblick».
Aus ihrer Arbeits- und Lebenserfahrung sind viele Frauen näher am ökologischen Denken: Der ökologische Verstand ist zugleich einfach und komplex. Die Anforderung an alle Handlungen ist klar. Sie müssen sinnvoll, möglichst unschädlich und kostengünstig sein. Um hier und da ein Papier zusammenzukehren, starten Frauen keine grossen Maschinen. Sie haben eine hohe Kunst entwickelt, aus nichts etwas zu machen. Das ist in der Not wertvoll. Frauen könnten dafür von den Männern lernen, wie man es sich beim Arbeiten bequem macht. Vergleichen Sie das Werkzeug von Männern und von Frauen.

Viele Frauen lösen den Konflikt, als Hausfrau wenig Ansehen und kein eigenes Geld zu haben, dadurch, dass sie Teilzeit, oft gut qualifiziert, zu einem geringen Lohn arbeiten. Andere, zum Beispiel die Alleinerziehenden, beneiden die «grünen Witwen im Schlafdorf», weil ihre Belastung unerträglich ist. Sie machen die volle Haus- und Berufsarbeit, um sich und ihre Kinder zu ernähren. Gleichzeitig sind sie arm. Einerseits möchten immer mehr Frauen Haus- und Berufsarbeit verbinden, andererseits sind auch immer mehr Familien auf das Einkommen beider Eltern angewiesen.

Die Kleinfamilienform ist am Zerfallen, kaum dass sie nach dem Zweiten Weltkrieg für kurze Zeit zum Ideal wurde. Einelternfamilien finden sich wieder zu Gruppen oder so genannten «Patchwork»-Familien zusammen.
Neue Formen entwickeln sich, alle privaten Lebensformen sind im Umbruch. Für das Thema Raumpflege heisst das: Am weitesten kommt, wer bereit ist, neue Wege zu gehen.

Im Hauswirtschaftsunterricht lernt man einen Teil der Alltagsfertigkeiten. Wenn das Kind die Schule besucht, hat es schon viel gelernt. Es lernt und erprobt, wenn es «Putzen spielt» (siehe Kapitel 4 «Neu putzen lernen»). Heute ist die Arbeitsweise der Mutter meist das einzige Vorbild. Sie vermittelt ihre Kenntnisse und ihre Haltung an die nächste Generation – Mädchen und Jungen. Wenn die Mutter selber lieber nicht hauptberuflich Hausfrau sein möchte, entsteht Verwirrung im kindlichen Gemüt.

Mündliche Tradierung

Das Handwerk Raumpflege bleibt beim sozialen Wandel auf der Strecke. Noch vor einer Generation konnten Frauen in «Breitband»-Tradierung von vielfältigen Vorbildern das Putzen lernen. In der Grossfamilie fanden sich solche, die es gut konnten, solche die es gern taten, andere, die es hassten, welche, die bei der Arbeit sangen und die alten, die auch die seltenen Rezepte noch kannten. Damit will ich nicht darüber hinwegtäuschen, dass die unteren Schichten immer mit mehr Putzarbeit belastet wurden als die Besitzenden.

Weil die Kenntnisse mit wenigen Worten von Generation zu Generation überliefert wurden, fiel niemandem auf, dass man putzen lernen musste, das konnte «man» einfach.

Der ethnologische Begriff der «mündlichen Tradierung» ist nicht zutreffend. Was als «mündliche Tradierung» bezeichnet wird, wird vor allem «gestisch» überliefert, das heisst vorgelebt und nachgeahmt. Nachahmung ist eine Körperintelligenz, die das Bewusstsein nicht erreicht. Ich habe mich in meinen Kursen oft darüber gewundert, dass den Teilnehmerinnen so wenig bewusst ist, was sie alles wissen müssen, um sicher, effizient und umsichtig ihre Hausarbeit zu machen. Fertigkeiten des Alltags wurden seit jeher mündlich tradiert. Und zwar nicht von der Mutter auf die Tochter, sondern von der ganzen Frauensippe auf die kommende Generation. Kein Wunder, ist uns das Putzen heute so verleidet. Wir haben kaum noch Vorbilder. Im Grosshaushalt gab es sicher jemanden, dem Putzen leicht fiel, eine Cinderella, die beim Putzen sang und tanzte, wenn sie den Besen schwang. Oder eine Tante, die besonders hingebungsvoll Fenster putzte, oder Lisette, die sich freiwillig meldete, um die Sandsteintreppe zu scheuern. Agatha machte einen «Lätsch» beim Putzen, was den Kindern durchaus gefiel. Wenn sie jedoch nur Missmut und Hektik erleben, wenn sie von der Mutter die doppelte Botschaft vermittelt bekommen: «Du siehst mich zwar hier auf den Knien Fussböden wischen – machs mir nur ja nie nach. Es ist das Letzte», ist es ums Putzen schlecht bestellt.

Auf die Knie? Nie!

Als Mädchen musste Maria am Samstag Fussböden schrubben, während ihre Brüder draussen Fussball spielten. Auf den Knien, damit sie auch wirklich sauber würden, befahl ihr die Mutter.

Wenn die Brüder von draussen hereinkamen, rannten sie mit schmutzigen Stiefeln quer über die frisch gefegten Fliesen. «Am meisten kränkte mich», erzählte Maria, «dass meine Mutter lachte und sagte, das sind halt die Männer. Sie hat mich nie in Schutz genommen. Heute verlange ich von meinem Mann und meinen Söhnen, dass sie vor der Wohnung die

Schuhe ausziehen. Mein Mann hält sich zwar dran, schüttelt aber den Kopf und findet mich übertrieben. Ich ertrage es nicht mehr, dass man mein Haus mit Schuhen betritt. Jetzt bestimme ich selber.»
Sie weint. Wir sitzen in den Ferien zusammen auf einem Felsbrocken in der Sonne. Ihr Mann hat den Arm um ihre Schultern gelegt. Sie hatten mich gefragt, was ich arbeite. Als ich sagte, dass ich putze, brach Maria in Tränen aus. Ihre alte Wunde brach auf, einfach so, mitten am helllichten Tag.

Erstaunlich viele Menschen tragen seelische Verletzungen mit sich herum, die ihnen durch Härte, Strafen und Demütigung im Zusammenhang mit dem Putzen zugefügt wurden. Starre Gewohnheiten schirmen sie vom Schmerz ab, binden aber auch ihre Lebenslust.

Auf dem Weg zur «Wellness beim Putzen» kann es passieren, dass zuerst lange vergessene Erinnerungen aufplatzen, gute oder schlechte. Sie fallen ab wie dürre Hülsen, und in der Seele gibt es wieder Raum zum Atmen. Übungen, bei denen man zum Putzen in die Knie geht, lösen bei vielen Frauen Wut und Angst aus. Für mich gibt es nichts Genussvolleres, als auf dem Fussboden zu arbeiten. Holzböden zeigen ihre Maserung, der Terrazzo seine Steinfarben, Tonplatten ihre Konturen. Wer sich aus «politischen» Gründen weigert, in die Knie zu gehen, verliert einen wichtigen Teil seiner oder ihrer Beweglichkeit. Wellness beim Putzen lebt vom lebendigen «In-Kontakt-Gehen» mit den Konturen des Raums. Lange Stiele an Besen oder Mops, Maschinen oder das Tragen von Handschuhen sind sinnvoll, lassen jedoch den Körper versteifen, wenn sie zum Zweck des Abstandhaltens eingesetzt werden.

Dass RaumpflegerInnen in öffentlichen Räumen nicht auf den Knien arbeiten, ist klar. Aber gerade sie, wenn sie müde nach Hause kommen und dort auch noch putzen müssen, tun sich nur Gutes, wenn sie sich zum Arbeiten auf den Boden hinunterlassen.

Seit hundert Jahren schleicht sich die Weigerung der Oberschicht, «niedrige» Arbeit zu verrichten, durch alle Schichten der Gesellschaft. So, wie alle heute eine Kutsche, sprich ein Auto, besitzen und mehrere

Tafel-Services, hat sich die Verachtung der «niederen» Arbeiten allgemein verbreitet. Lieblos gepflegte Räume verwahrlosen, auch wenn sie «clean» sind. Die Hoffnungen und Erwartungen der Frauen richten sich nach draussen. Als Folge wird die Welt der Innenräume tatsächlich immer enger und beschränkter. Man sieht nur noch die Quadratmeterzahl der «eigenen vier Wände». Die Dankbarkeit, schöne, unversehrte Häuser bewohnen zu dürfen, macht sich aus dem Staub, sobald man abstauben sollte.

Wellness beim Putzen kann Sie darin unterstützen, sich von Altlasten frei zu machen. Hat ihre Mutter Ihnen – Frau oder Mann – einen guten Zugang zur Raumpflege ermöglicht, dann brauchen Sie dieses Buch vielleicht nicht. Haben Ihnen Erziehung und Strafe das Thema vermiest, finden Sie hier weiterführende Rezepte für Ihre Alltagskultur.

Kapitel 3

Putzen als Beruf

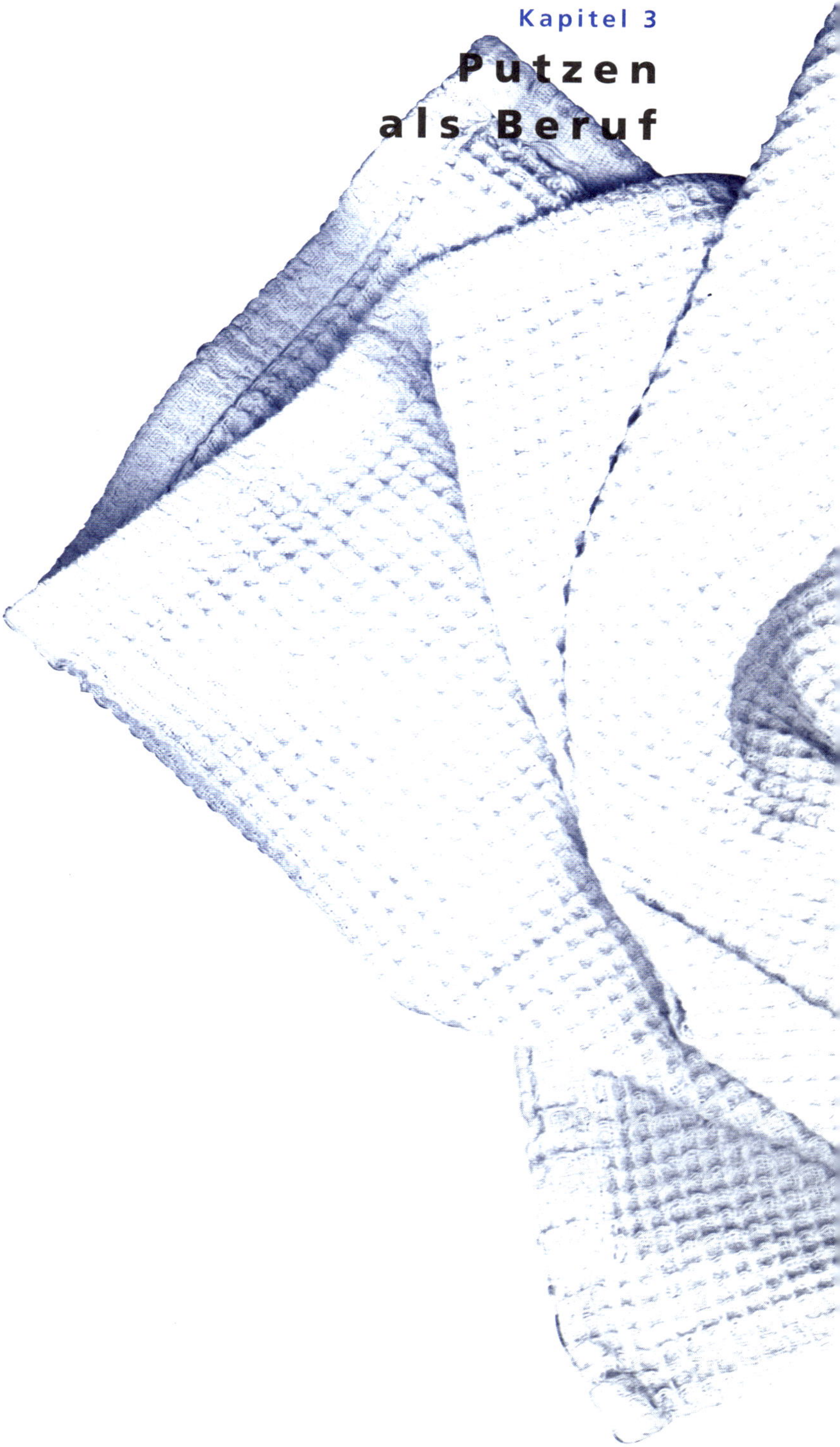

Die Erschaffung der Putzfrau

Ich kenne einen Mann,
der wohnt in einem Land
und kennt eine Zeit,
in der es keine Putzfrauen gab.

Als die Missionare nach Melanesien kamen, steckten sie Frauen in Arbeitskittel und sagten zu ihnen: «Ihr macht unsere Haus- und Putzarbeit.» Und damit war in Melanesien die Putz- als Lohnarbeit erschaffen. Zuvor waren alle Arbeiten in Selbstversorgung innerhalb der Grossfamilie verteilt worden.

Lehre als GebäudereinigerIn

Als die Lehre der GebäudereinigerIn zur Sprache kam, rümpften die Jugendlichen die Nase: «Putzen als Beruf, sicher nicht!» Die Lehrerin versuchte zu erklären: «GebäudereinigerIn ist eine sehr anspruchsvolle Lehre, da lernt man mehr als nur Putzen.»

Mit solchen Äusserungen tut man dem Putzen einen Bärendienst. Moderne Gebäudereinigung kann aus dem alten Handwerk lernen. Geduld, Materialschonung, Feinarbeit, Umsicht und Sparsamkeit sind gute Merkmale des traditionellen Putzens, ohne die die Gebäudereinigung nicht auskommt. Aus solchen Abgrenzungen entstehen neue Hierarchien. Mündliche Tradierung – die vor allem im bäuerlichen und im mediterranen Raum noch intakt ist – wird gegen Schulwissen ausgespielt und die Löhne werden entsprechend ungerecht verteilt.

Die Kehr-Seite des Raums

Jedes Ding hat eine Seite und eine Kehrseite. Eine Raumpflegerin sieht die Räume, die sie pflegt, «von hinten». Die Kehrseite des Raums ist aber nicht nur «hinter» etwas, wie zum Beispiel die Rückseite des Schranks, die nur die kennen, die den Schrank hervorziehen und seine Rückseite reinigen.

Die Kehr-Seite hat noch andere Merkmale. Sie ist ein eigenes, luftiges, mehrdimensionales Gebilde. Die Hausfrau hat ein Lufthaus, die Putzfrau ein Luftschloss. Darin sind viele Küchen, Bäder, Schlafzimmer, Bibliotheken, Gänge und Teppiche. Alle Räume, für deren Pflege sie verantwortlich ist, fügen sich zu einem Luftschloss, in dem sie in Gedanken wandern kann. Es ist ein Raum, den nur kennt, wer Räume pflegt. Alle andern betrachten den Stuhl, den sie kaufen, am Anfang einmal von allen Seiten. Dann stellen sie ihn hin, fassen ihn an der Lehne, ziehen ihn zurück, setzen sich drauf und fassen ihn am Rahmen, um sich zurechtzurücken. Die Hände liegen auf den Armlehnen, der Hinterkopf lehnt am Kopfteil.

Wer ihn pflegt, dreht ihn von Zeit zu Zeit um, um die Stuhlbeine und die Unterseite des Rahmens abzuwischen, sieht die Nägel des Polsters, den groben Stoff, graue Jute oder Leinen. Den grauen Stoff der Kehr-Seite, wo man sich keine Mühe gibt, wo man nicht auf Eleganz und Lifestyle schaut. Ein billiger, solider Stoff genügt, um das «Innenleben» des Polsters zu verhüllen. Ich möchte Sie zu einem Rundgang in mein Luftschloss einladen, Ihnen einige der Räume zeigen, durch die ich seit Jahren wandere. Es kommen immer neue dazu, andere lösen sich in Luft auf, wie das bei einem Luftschloss so ist.

Die Geschlechterspannung

Heute ist das Thema Putzen in vielen zerbrochenen Bildern sichtbar. Wenn ich Glück habe, zeigen die gesammelten Scherben die Umrisse eines Gefässes. Die Leimfugen sind die Narben, die durch die kollektive Seele der Jahrhunderte laufen, in denen die Geschlechterspannung in Geschlechterkrieg ausartete. Oder gibt es den Geschlechterkampf viel weniger lange, als man uns glauben machen will? Gab es vor der Hexenverfolgung, vor den Schmähreden des Paulus, vor der griechischen Ungleichstellung der Frauen im Recht, einen Frieden zwischen den Geschlechtern?

Tragisch ist, dass der Geschlechterkampf die Beziehung der Mütter zu ihren Töchtern störte. Frauen wurden gezwungen, ihr Unwertgefühl an ihre Töchter weiterzugeben. Wie sah die Zeit davor aus?

Eine Zeit vor... Seltsam, dass ich ausgerechnet beim Putzen auf Schichten und GeSchichten gestossen bin, in denen das Vertrauen zwischen den Geschlechtern und zwischen Tochter und Mutter intakt ist, die beiden Hebel, die im Machtkampf der Geschlechter wirksam sind. Wenn die Bedeutung der Reinigungsarbeiten aus den Druckfaktoren herausgeschält ist, wie aus den Schichten einer Zwiebel, bleibt nicht «nichts», wie man immer behauptet. Es bleibt der Keim, der Vergangenheit und Zukunft verbindet und es bleibt das einfache Handwerk der Raumpflege.

Meine Texte kommen mir vor wie die Scherben auf der Milchglasseite des Kaleidoskops. Mit dem Schreiben möchte ich sie mit meinen Erfahrungen so verspiegeln, dass andere durch ihre Spiegel Drehung um Drehung ihre Bilder sehen können. Die einzelnen Steinchen wecken bei den LeserInnen, vor allem bei den Leserinnen, lange vergessene Erinnerungen. Die Welt der Mutter, der Grossmütter, die Zeit vor der Menarche taucht in den Bildern auf.

Meine Geschichten sind das Putzfrauengarn meiner Odyssee mit Kessel und Besen durch die Innenräume. Die besuchten Orte sind überraschend verschieden. Sie hängen nur über das Wasser und den Weg zusammen. Ich sah den Mann mit dem Ballen Haushaltpapier liebevoll die Schnauze des Autos abwischen (Ferrari-Massage), Fräulein Steiners Entsetzen darüber, dass die Räume ihres Hauses von Schmutz überzogen waren, obwohl sie allein lebte und «keinen Dreck mache» (Das verstaubte Fräulein). Es gibt erkaltete Herde. Die Frau ist mir begegnet, die alles hat, wovon andere träumen, einen Mann, ein Haus, zwei liebliche Kinder, eine Mutter, die ihr im Haushalt hilft und doch todunglücklich ist. Die Mutter, die sich nach der Unterstützung ihrer Tochter sehnt. Der Maler, der mich erstaunt anschaut und fragt: Warum putzt man eigentlich so gründlich, wenn es doch wieder schmutzig wird? Und viele mehr.

Das Luftschloss

Als Raumpflegerin arbeitete ich in Hunderten von Räumen, wischte Tausende von Finger- und anderen Spuren weg, kehrte viele Quadratmeilen Fussböden, saugte eine Erdumdrehung lang Teppiche, wischte Hunderte von Scheiben und Rahmen, entstaubte Kilometer von Rillen und entkalkte Berge von Fugen.

Aus Hunderten von Räumen baute sich mein Luftschloss auf. Jede

Putzfrau hat so ein Luftschloss. Entsprechend der Traum-Zeit der australischen Aborigines ist das die Raum-Zeit der Pflege.

Baustoffe des Luftschlosses

Man nehme von der Decke die Spinnweben, von den Wänden den Staub. Den Russ vom Holzwerk, Fingerabdrücke von Stühlen, Tischen, Türen und Klavieren. Strassenschmutz und Flusen vom Fussboden. Ich reinige Raum für Raum von Kopf bis Fuss. Ich strecke mich bis zum Himmel und bücke mich hinunter zur Erde. Meine Arbeit baut einen unsichtbaren Raum im Raum. Kanten, Winkel und Rillen prägen sich in meiner Erinnerung ein. Nur ich kenne die Unterseite von Tischen und Stühlen und weiss, wie die Hinterwand der Schränke gearbeitet ist.

Die Gebäudereiniger

Und dann kommen die Gebäudereiniger, lassen ihre Muskeln spielen und sagen, zu diesem Beruf gehöre mehr als nur das bisschen Putzen der Putzfrauen. Er wolle gelernt sein. Als ob die Haus- und die Putzfrau nichts gelernt hätten.

In den Steinchen auf der Milchglasseite des Kaleidoskops steckt die Aufforderung, die eigenen zu suchen, sie ins Kaleidoskop zu füllen und die Bilder des eigenen Lebens zu betrachten.
Männer werden dabei auf den Moment stossen, in dem sie aus dem «Paradies der Hausfrauen» vertrieben wurden. Wo ihnen gesagt wurde, in Worten oder Gesten, «ihr Platz im Leben sei draussen». Sie hätten im Haus nichts anzurühren.

Helges Geschichte: «Du kannst dir nicht vorstellen, wie glücklich ich war, einen eigenen Herd zu besitzen und mit meiner Frau die Pflege meines Kindes zu teilen. Wie ehrfürchtig ich am Anfang auf dem Herd Feuer machte und Brei kochte und das Gefühl hatte, etwas Verbotenes zu tun.»

Ich frage mich, hinter wie vielen trotzigen Sprüchen der Männer, Hausarbeit sei Weibersache, das alte Verbot steht. Es stimmt mit dem Selbstbild des Mannes nicht überein, besonders wenn er sich als Besitzer des gemeinsamen Hauses fühlt, dass er im Haus «etwas nicht darf», Jahrhunderte lang hat er nicht gedurft. Deshalb kann er es heute schwer. Nicht weil er es technisch nicht könnte. Er kann bei Reinigungsarbeiten in seinem eigenen Revier wunderbar ins Detail gehen. Kein Fleck auf dem Auto entgeht ihm. Arbeiten seine Augen plötzlich anders, wenn er die Küche putzen soll? Warum sieht er den Fettbelag auf den Kacheln nicht? Sieht er ihn nicht oder will er ihn nicht sehen?

Tragisch ist, dass die Frauen vor lauter Selbstverständlichkeit vergessen haben, wie viel sie von Kind auf im Haus lernten – wenn sie es noch lernten, heisst das. Durch die ausgedünnte Tradition ging Wissen verloren, und die Emanzipation erzeugte eine «Berührungshemmung», auch bei den Frauen. Prägnant fasste es ein Diskussionsteilnehmer 1990 zusammen. «Frauen können nicht mehr, und Männer können noch nicht putzen.» Seither hat sich nicht viel geändert.

Es gibt einerseits beim Putzen einen objektiven Wissensverlust. Andererseits sitzt aus der mündlichen Überlieferung die Überzeugung in uns fest, zu diesem Thema nichts lernen oder lesen zu müssen. Frauen meinen, sie könnten putzen, dazu brauche man nicht viel zu wissen. Die Anforderungen an die Pflege der modernen Oberflächen hat sich verändert. Lacke, Furniere, Kunststoffe und textile Beläge haben die robusten Tonböden, Massivholz und Stein abgelöst. Die Raumpflege ist ein komplexes Wissensgebiet.

Dies ist der einzige Punkt, in dem der Gebäudereiniger Recht hat: Richtig putzen will gelernt sein. Nur: Sein Wissen und seine Maschinen allein reichen nicht aus. Es braucht die Verbindung mit dem Hand-Werk, um die Räume und die Inneneinrichtung zu pflegen.

Es tut sich zur Zeit eine gefährliche Schere auf, die wieder Frauen- und Männerarbeit antagonisiert. Damit sich der Raumpfleger als Mann fühlt, nennt er sich Gebäudereiniger und fühlt sich über «das bisschen Putzen» der Frauen erhaben. Das ist erstens dumm und führt zweitens zu schlechter Arbeitsqualität. Die Atmosphäre der Räume leidet unter einer solchen Haltung. Aus Lebensräumen werden «Gebäude», leere Hüllen, in denen es niemandem so recht wohl ist.

Thema «beseelter Glanz»

Zum Gelingen der Raumpflege gehört der beseelende Anteil, der genauso von einem Mann wie von einer Frau erbracht werden kann.

Hauptsache, er wird erbracht. Um diesen Effekt zu erzielen, braucht es Hingabe.

Igitt, Hingabe, wie altmodisch. Hingabe in der Liebe vielleicht oder an eine kulturelle oder wissenschaftliche Tätigkeit. Sich dem Putzen hingeben? Sträubt sich Ihr Nackenhaar? Waren nicht Sie das, die vergangenes Jahr nach Japan gereist sind, um mit Hingabe zu meditieren?

Guru im Putzschrank

Als ich Margarethe zum ersten Mal begegnete...

Nein, stimmt nicht: Als ich ihr zum ersten Mal begegnete, kamen sie und ihr Mann Jakob gerade von der Hochzeitsreise zurück. Erzählen wollte ich die andere Geschichte, als sie ein paar Jahre später auf den Spuren Jakobs drei Monate lang nach Japan in ein Zen-Kloster reiste.

Am meisten war sie vom Saustallmisten beeindruckt. Jeden Tag mussten sie misten. Jeden Tag das Gleiche tun. Auf Gongschlag den Besen aufnehmen, kehren, schaufeln, auf Gongschlag die Schaufel niederlegen, auch wenn sie nicht fertig geworden waren. Wie herrlich das gewesen sei, jubelte sie, etwas unfertig liegen lassen zu dürfen, nein: zu MÜSSEN!

Jakob hatte von seiner Reise eine tiefe innere Ruhe, Gelassenheit und die Abgekehrtheit von allem Materiellen mitgebracht. Fürs Putzen hatte ihm die Reise nichts gebracht, es war ihm nach wie vor ein Gräuel. Für Margarethe war es anders, sie störte sich nie mehr an der «Sinnlosigkeit» des Putzens.

Die weiteren Umrisse ihrer Reisebilder verschwammen in meiner Erinnerung. Nur ihre Begeisterung, in Japan einen Saustall misten zu dürfen, um das Wesen des Putzens zu begreifen, schälte sich mit der Zeit klar heraus. Es musste Tausende von Franken gekostet haben. Das machen viele so: Sie gehen auf hohe Berge, verneigen sich tief vor einem Lehrer oder einer Lehrerin und lernen – putzen.

Sie hätten ihren Meister direkt vor der Nase. Beim Putzen ist das MÜSSEN der Meister, und der Guru sitzt im Putzschrank. Vielleicht im «Hara»-Fensterreinigungsset oder im Lotussitz auf den Putzlappen. Im Putzen einen Sinn zu finden ist uns gründlich verbaut und vielleicht nur auf Umwegen möglich, zum Beispiel über Japan.

Als ich Margarethe zum ersten Mal begegnete, kamen sie und Jakob von der Hochzeitsreise zurück. Sie waren in geheimnisvolle verlassene Türme gestiegen und hatten bei Vollmond St. Amour getrunken. Um das Wesen der Liebe zu entdecken, mussten sie weniger weit reisen...

Das goldene Tor

Nichts deutete darauf hin, dass an diesem Morgen etwas Aussergewöhnliches geschehen würde. Ich stand auf, frühstückte, überprüfte, ob ich alles eingepackt hatte, und machte mich auf den Weg zur Arbeit.

Ich kam seit mehr als einem Jahr alle zwei Wochen gegen neun Uhr in dieses Haus zum Putzen. Eine Familie mit drei Kindern wohnte darin. Ihr Zusammenleben wob eine gute Atmosphäre. Die Kinder hatten einen offenen, unerschrockenen Blick. Ausser der Familie und dem Beruf pflegten die Eltern die Gemeindepolitik, so dass es mich nicht überraschen würde, eines Tages ihre Namen auf einem Wahlzettel zu finden. Ihr Engagement war entspannt, es fehlte ihm die Art Ehrgeiz, die andere Häuser mit unterschwelliger Hektik durchzieht.

Im Garten stand ein Komposthaufen, über den eine Kürbispflanze ein neues Sternbild häkelte.

Wie jedes Mal setzten wir uns kurz zusammen, um die Arbeit aufzuteilen. Wir putzten «mitenand». Heute war das Familienbad an der Reihe. Dann sollte ich staubsaugen, Böden feucht aufwischen und Türen waschen. Die Kinder schauten selbst zu ihren Zimmern. Die Hausfrau pflegte die Küche, dann begann sie mit dem Kochen. Da sie an zwei Tagen unterrichtete, leistete sie sich meine Dienste. Wenn wir gemeinsam alle vierzehn Tage an einem Morgen gründlich putzten, war der Rest keine Last mehr. Jede arbeitete für sich, zum Znüni setzten wir uns zu einer Tasse Tee zusammen und plauderten über etwas, das uns durch den Sinn ging. Dann ging jede wieder an ihre Arbeit.
Ich war im ersten Stock am Türen Waschen. Sie gehörten zur alten Standard-Ausführung mit ins Holz gefrästen Rillen. In der einen Hand hielt ich einen feuchten Lappen mit Seifenwasser, in der anderen den zum Nachtrocknen. Ich wischte die Rillen aus, damit keine Schmutzwasser-

tropfen hängen blieben. Ich arbeitete konzentriert, aber nicht irgendwie besonders konzentriert. Keine Ahnung, was mir gerade durch den Kopf ging.

Plötzlich war es da, das «Nur-Putzen», das Einssein mit dem Moment. Nicht mehr «ich» «putzte», sondern «es» «putzte einfach». Ich arbeitete weiter wie zuvor, nicht schneller, nicht langsamer. Meine Wahrnehmung hatte sich verändert. Es war überraschend köstlich. Die Arbeit lief mir wie von selber von der Hand. In diesem Moment trafen alle Voraussetzungen für eine erfolgreiche Zen-Meditation zusammen. Er liegt zwölf Jahre zurück. Er hat sich seither nicht wiederholt.

Äusserlich unterschied diesen Türrahmen nichts von den unzähligen anderen, die ich vorher und nachher gereinigt habe. Nur in der Erinnerung unterscheidet er sich: Wenn ich daran denke, beginnt er zu leuchten, irgendwie golden zu schimmern. In Wirklichkeit war er mit der gleichen grauen Farbe gestrichen wie alle Türen und Rahmen seiner Art.

Integration der Raumpflege

Die laufenden Bemühungen, fremdsprachige Gruppen besser in der Schweiz zu integrieren, hätten noch mehr Erfolg, wenn es der Gesellschaft gelänge, die Bedeutung der Raumpflege im modernen Bewusstsein zu integrieren. Aus der Vergangenheit schleppen wir die Tabuisierung des Schmutzes in die Gegenwart hinein. In der Folge wird die Tatsache verdrängt, dass Schmutz zum Leben gehört. Damit werden die verdrängt, die ihn entfernen, weil es sie nicht geben darf. Sie werden oft buchstäblich übergangen.

Der Wasserläufer
Die bisher stumme, scheueste der Kursteilnehmerinnen macht vor, wie jemand über den noch feuchten Boden läuft, während die Putzfrau daneben steht. Sie verrenkt sich und versucht, auf den Ballen in möglichst weiten Sprüngen möglichst wenige Tapsen zu machen. Niemand schreitet in Anwesenheit der Raumpflegerin gelassen über einen noch feuchten Fussboden.

Dann dreht sie sich, am anderen «Ufer» angelangt, um und flüstert über die Schulter etwas zurück, so leise, dass wir nachfragen müssen. Sie hat «Entschuldigung» gesagt. Alle brechen in schallendes Gelächter aus. Alle kennen die Situation aus ihrem Arbeitsalltag.

Eine lieblich anzuschauende Frau erzählt, wie einer der Manager jeden Morgen, während sie noch im Flur auf den Knien liegt, über den feuchten Boden läuft. Obwohl er einen anderen Zugang zu seinem Büro hätte. Sie hat sich dazu ihre Gedanken gemacht: Was er wohl für ein Problem hat, dass er Morgen für Morgen ihre Arbeit zerstören müsse. Die Vermutung wird bei den Teilnehmerinnen laut: Ist er in dich verliebt und kann es nicht zugeben, weil du «nur» eine Putzfrau bist? Sie nickt, ja dieser Gedanke sei ihr auch schon gekommen. Sie möge ihn ja auch. Aber sein Verhalten mache sie traurig und wütend. Was das für ein Mann sei, den ein feuchter Boden so hilflos mache.

Die Stimmung wird ernster. Was können wir tun, wenn uns das bei der Arbeit passiert? Wie können wir uns davor schützen, dass wir buchstäblich übergangen werden? Einer Putzfrau über den noch feuchten Boden zu laufen, davor schrecken nur wenige zurück. Unsere Rache ist das Gelächter. Auch wenn sie nicht warten können, wissen sie, dass sie etwas Arrogantes tun. Ihr schlechtes Gewissen macht, dass sie nicht gelassen darüberschreiten können. Nein, sie müssen sich irgendwie verrenken. Sie beginnen zu hüpfen. Mit Anzug, Aktenkoffer und allem, was dazugehört, hüpfen sie über die feuchten Fliesen. Genau in der Mitte, dort, wo sie immer gehen. Ich habe sie deshalb «Wasserläufer» getauft.

Kennen Sie das Insekt, das weit ausholend auf der Wasseroberfläche der Teiche geht, ohne unterzugehen? Als Kinder haben wir die «Wasserläufer» genannten Tiere fasziniert beobachtet. Wie sie mit ihren sechs Füssen kleine Dellen in die Wasseroberfläche treten, die auf das geringe Gewicht elastisch reagieren kann, da ihre Kohäsion stark genug ist.
Die Belastung der «Wasserläufer» tritt unsere Seele. Sie laufen uneingeladen darüber und machen kleine Dellen. Sie verdoppeln die Last der Arbeit. Putzfrauen leiden vor allem darunter, nicht darunter, dass sie putzen und die Last einer sauberen Welt auf den Schultern tragen.

Welcher Chef würde seinem Kollegen einfach über den Schreibtisch laufen oder sich ungestraft an seinen Papieren zu schaffen machen, sie durcheinander werfen oder etwas wegschmeissen, woran der andere gerade arbeitet? Oh, es sind nicht nur Männer. Wenn ich «Chef» sage, meine ich auch die Frauen.

Die Verdrängung hat zur Folge, dass im Bereich Raumpflege häufig «schwarz» gearbeitet wird. Schwarzarbeit ist leider häufig mit Ausbeutung gekoppelt. Nicht nur im privaten Sektor ist der «Direktlohn» gang und gäbe. Auch Firmen lassen Leute unversichert und zu einem geringen Lohn arbeiten. Aufgezeigt hat es Günther Wallraff in seinem Buch «Ganz unten», geändert hat sich daran bis heute kaum etwas. Im Gegenteil. In der neuen Rezessionswelle tobt ein erbarmungsloser Preiskampf, neue Reinigungsfirmen schiessen wie Pilze aus dem Boden.

Verfolgung und Bestrafung von Ausbeutung sind kurz greifende Mittel und treffen jene am wenigsten, die am meisten davon profitieren. Ich bevorzuge längerfristige Massnahmen, die den Beruf der Raumpflege attraktiv machen, gute Bedingungen schaffen und nachhaltiges Handeln belohnen.
Aufklärung ist wichtig; AuftraggeberInnen, Kadern und PolitikerInnen muss die Berührungshemmung mit dem Thema genommen werden.
Beispielhaft ist das Hotel Therme Vals im Bereich der Pflege des Etagenpersonals.

Visitenkarte des Hotels

Vier Herzen aus Schokolade

«Legst du Wert auf das Schokoladeherz auf dem Kopfkissen?», fragte mich Franziska Richard beim Interview zum Thema «Raumpflege in der Hotellerie». «Ja. Diese Geste freut mich. Sie krönt die Arbeiten, die für mein Wohlbefinden als Gast getan wurden. Vielleicht, weil sie ‹überflüssig› ist. Ich mache mir nicht viel aus Schokolade. Aber ich freue mich.»
Kurz darauf war ich zu Gast im Hotel Therme Vals. Wir hatten eines der

billigeren Midweek-Angebote in einem der unteren Häuser gebucht. Die Betten waren bereit, die Handtücher und Shampootütchen gefällig arrangiert. Auf dem einen Nachttisch standen eine Flasche Mineralwasser, Gläser und ein Flaschenöffner. Vier Schokoladeherzen waren zu einem Kleeblatt angeordnet, sogar zu einem besonderen Kleeblatt: Ein Herz tanzte aus der Reihe, seine Spitze zeigte nach aussen.

Wir assen sie auf. Am dritten Morgen lagen wieder vier Herzen auf dem Nachttisch, den meine Begleiterin mit Blumen und einem Halsschmuck dekoriert hatte. Die vier Herzen lagen diesmal in einer Reihe. Sie schlossen an den Schmuck an und erweiterten elegant die begonnene Gestalt. Ihre Anordnung bedeutete so viel wie: «Wie witzig die Blumen aussehen, zusammen mit dem Halsschmuck aus farbigen Filzdreiecken, die wie ein Strahlenkranz leuchten.» Eine Zimmerfrau hatte den Mut gehabt, etwas persönlich zu gestalten, ohne der Sphäre der Gäste zu nahe zu treten.
An ihrer Geste liess sich die Pflege der Etagenarbeit des Hotel «Therme» ablesen, die sich bei einem Gespräch mit der Direktorin, Frau Zumthor, bestätigte. Mir war bei der Ankunft aufgefallen, wie elegant die Arbeitsschürzen der Zimmerfrauen aussahen. Kein rosa oder fein gestreifter Kunststoff, der jeden Körper billig aussehen lässt. «Die Schürzen sind massgeschneidert», bestätigte Frau Zumthor, «jede Frau bekommt ihre eigenen.» Sie sind schiefergrau, die Träger sind bequem und erlauben der Frau, ein T-Shirt oder eine Bluse, die ihr gut steht, dazu zu tragen. Sie hat den Schutz, den eine Schürze bieten muss, und ist trotzdem als Individuum in eigener Kleidung sichtbar. Das zeugt von Respekt. Treffe ich die Frauen auf dem Flur, zucken sie nicht zusammen und versuchen, sich unsichtbar zu machen. Es ist möglich, mit ihnen einen Gruss auszutauschen.

Sie meinen, das sei nichts Besonderes? Aus meiner Erfahrung und aus Erzählungen von Putzfrauen weiss ich, wie oft es passiert, dass sie an Arbeitsorten nicht richtig gegrüsst werden. Frau Zumthor und ihr Team pflegen die Raumpflege, weil sie wissen, wie wichtig sie für das Entstehen der «Atmosphäre» ist. Diese Atmosphäre ist nicht greifbar. Aber spürbar. «Atmosphäre» kann man nicht einkaufen. Es gibt sie in keinem Katalogangebot. Atmosphäre entsteht als Wirkung aller Handlungen, Installationen, Pläne und Stimmungen. Sie ist spürbar, wenn sie da ist, von sensiblen Menschen wird sie vermisst, wenn sie fehlt.

Sie ist da oder nicht. Aus welchen «Teilen» setzt sie sich zusammen? Atmosphäre ist nicht teilbar. Sie kommt von Herzen, zum Beispiel von Herzen aus Schokolade.

Die Erkenntnis beginnt sich durchzusetzen, dass Raumpflege wie die Cuisine zur persönlichen Visitenkarte eines Hotelbetriebes gehört. Nur einem gut motivierten Etagenteam gelingt es, die angenehme Atmosphäre zu schaffen, die der Gast mehr oder weniger bewusst wahrnimmt.

Das Tor zur Schweiz

Nur für Gäste? Für «Gast»-Arbeiter die Hintertür?
Wer, meinen Sie, kennt die Schweiz besser, Gäste oder «Gast»-Arbeiter? Kennen sie die gleiche Schweiz? Ist das Bild der Schweiz in der Welt mehr vom Emmentaler Käse und vom Jungfraujoch geprägt oder von Putz- und Bauarbeiten? Von Kreativ-Gastronomie oder von der Arbeit in der Küche, heissem Wasser, scharfen Worten und Chemikalien, Verachtung und geringen Löhnen?

Viele kennen die Schweiz nicht von ihrer Schokoladenseite. Wenn jemand von weither kommt und nach getaner Saison wieder abreist, meinen Vorgesetzte, sie könnten ohne Folgen auf ihnen herumtrampeln. «Viel Laufen, wenig Pause», fasste eine Frau ihre Arbeit in einem Schweizer Hotel zusammen. Eine einheimische Putzfrau kann kündigen, wenn es ihr nicht passt, für eine Fremdarbeiterin ist es schwieriger. Ihre Notlage macht sie erpressbar. Das löst Hass und Wut auf die Schweiz aus.

Die Motivation ist auch im Eimer, doch sie ist entscheidend für die Qualität der Arbeit.

Abgesehen von der Unmenschlichkeit der Behandlung schadet demotiviertes Hotelpersonal der Schweiz in einem nicht leicht gutzumachenden Mass. Warum wird vor allem gut behandelt, wer Geld bringt? Die Schweiz war noch vor wenigen Jahren ein armes Land, aus dem die Leute in alle Länder der Welt auswanderten.

Das Geschichtsgedächtnis ist kurz. Über die eigenen Armen wird geredet, als seien sie Trottel, die sich nicht genügend anstrengen, in der Schule nicht aufgepasst haben oder sonstwie fehlerhaft sind. In meiner Stadt zementieren die Bürgerlichen hartnäckig, die guten Steuerzahler sässen in den Villenvierteln, im Kleinbasel sässen die, die dem Staat zur Last fallen. Eine genaue Aufschlüsselung der bezahlten Steuern könnte vermutlich das Gegenteil belegen. In den Industriequartieren wohnen die Menschen, die für geringen Lohn die «Wertschöpfungskette» unterhalten. Nahrung, Kleidung und Raumpflege werden von Menschen mit niedrigem Einkommen erzeugt. Im Stadt- respektive Staatsmarketing geht man vor allem den konventionellen Weg der Darstellung erfolgreicher Schweizer und Schweizerinnen. Ansehen wird heute weltweit ähnlich definiert. Nach Ansehen strebt man und baut schöne Fassaden. Was ist dahinter?

Wie sieht es auf der Kehrseite der schönen Schweiz aus? An der Hintertür zur Schweiz treffen sich Abertausende von «Gast»-ArbeiterInnen und tauschen ihre Eindrücke von der Schweiz mindestens so ausführlich aus wie die Gäste. Oft haben sie nicht so Erfreuliches zu erzählen und werden sich schnell einig: Wäre es nicht wegen des Geldes, sie würden nie mehr einen Fuss in dieses Land setzen. Wollen wir so ein Bild von uns? Das offizielle Bild der Schweiz ist mit Abziehbildchen von Enzian und Alpenrose zugekleistert und von Fonduedämpfen vernebelt. Darunter droht die lebendige Haut der Schweiz zu ersticken. Wir sind keine Idylle – aber es wäre möglich, dass GastarbeiterInnen vom Aufenthalt in der Schweiz gute Bilder in den Erinnerungskoffer packen könnten.

Auch wenn man versucht, die Türen für Gäste und GastarbeiterInnen zu trennen, geht es nicht. Arme werden reich, ohnmächtige mächtig und umgekehrt. Bei keiner Tellerwäscherin kann man sagen, ob man es nicht mit einer Millionärin von morgen zu tun hat. Es gibt eine geistige Gesetzmässigkeit, dass das, was man anderen tut, irgendwann, irgendwo auf einen selber zurückfällt. Möchten die SchweizerInnen gleich behandelt werden wie sie die Gastarbeiter behandeln?

Zur nachhaltigen Wirtschaft gehört ethisches Handeln. Die Gutbehandlung der Menschen sollte selbstverständlich sein. Für kühle RechnerInnen interessanter ist, dass nachhaltiges Wirtschaften langfristig kostengünstiger ist. Das heisst für unser Thema: Menschenwürdig behandelte MitarbeiterInnen sorgen nicht nur für den ruhigen Gewissensschlaf, sondern sind auch ökonomisch interessanter.

Solche Berechnungen müssen die Schweizer Wirtschaft interessieren. Seit jeher gewohnt, mit Ressourcen hauszuhalten, sollten die Schweizer wissen, dass man langfristig nicht ohne Schaden Kader hätscheln und Servicepersonal quälen kann. Ein Betrieb funktioniert nur, wenn alle Teile gut zusammenarbeiten. Die Kette reisst bekanntlich beim schwächsten Glied. Und dann reisst die ganze «Wertschöpfungskette».
Eine Alternative wäre die Aufwertung der «niederen» Arbeiten. Einheimische und GastarbeiterInnen würden zu guten Bedingungen die zivilisatorisch notwendigen Arbeiten machen.
Wie? SchweizerInnen wollen keine Drecksarbeit machen? Klar, verständlich, wenn sie «wie Dreck» behandelt werden!

Muss das so sein? In der Schweiz, wie überall, gibt es ein Potenzial gut qualifizierter Hausfrauen, die gerne einen Nebenerwerb ergreifen würden, weil sie die Arbeit im Haushalt nicht mehr ausfüllt, wenn die Kinder grösser werden.

Kapitel 4

Die fünf Sinne beim Putzen

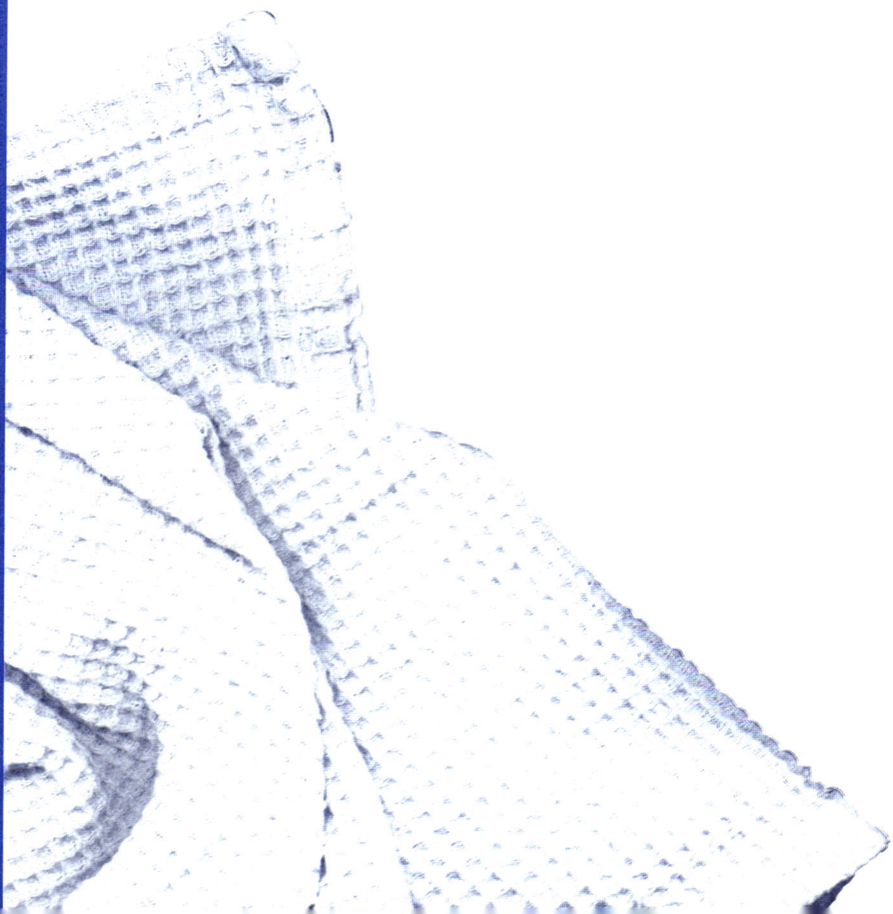

Das Schmecken

Staub schlucken

Bei der Arbeit sind RaumpflegerInnen Feinstaub ausgesetzt. Die handelsüblichen Staubsauger filtern den groben Staub, die feinen Partikel wirbeln durch die Luft. Bis sich das Angebot gebessert hat, gilt es, die Filter genügend oft zu wechseln, die Räume gut zu belüften, beim Arbeiten genügend Wasser zu trinken, damit die Atemwege sich erholen können und sich in der Freizeit an der frischen Luft zu erholen.

«Dreck fressen»

Leider müssen heute viele Putzleute «Dreck fressen», symbolisch, meine ich. Freundlicher lässt sich das Lebensgefühl vieler in der Raumpflege Tätiger nicht umschreiben. Sauber soll es sein, aber mit Putzen will niemand etwas zu tun haben. Das ist kränkend. Eine Kursteilnehmerin formulierte es so: «Putzen ist harte Körperarbeit, das würde mir nichts ausmachen. Sie wird doppelt so schwer durch die Verachtung, die ich deswegen ertragen muss.» Eine andere klagte, sie fühle sich «wie Dreck» behandelt.

Raumpflege gleicht der Körperpflege in der Bedeutung für das Wohlbefinden von Körper, Seele und Geist. Räume brauchen regelmässige Pflege. Respekt für die Raumpflege wächst in dem Mass, wie ihr Sinn verständlich wird.

Der Tastsinn

Zum Putzen brauchen Sie wache Sinne. Alle fünf Sinne sind gefordert. Interessanterweise ist der Tastsinn wichtiger als das Sehen. Raumpflege ist eine Abfolge von Handlungen, bei denen wir in Kontakt zu den Oberflächen des Raums gehen und Werkzeug handhaben.
Es ist erstaunlich, mit welcher Präzision der Tastsinn jede Verschmutzung aufspüren kann, ohne dass es uns bewusst ist, da wir meinen, wir putzen vor allem mit den Augen.

Übung: Putzen mit geschlossenen Augen
Das Bad ist ideal für eine Tastübung, weil alles in Reichweite ist. Legen Sie einen angenehm warmen Lappen auf die offene Hand und fahren Sie damit über eine Oberfläche, z.B. über das Email der Badewanne. Überall, wo der Lappen gleitet, ist die Oberfläche sauber. Bleibt er hängen, deutet das auf einen Belag hin.
Die Hand nimmt die Konturen der Oberfläche wahr: wo sich das Email leicht wellt, wo sich ein Kalkstriemen bildete, als der Hahnen tropfte, die Delle des Hammers, mit dem Sie einen Nagel oberhalb der Wanne einschlagen wollten. All das können Sie «von Hand» entdecken.
Variante: Beginnen Sie von vorn. Nehmen Sie die andere Hand.

Den Tastsinn wecken Sie, wenn Sie mit dem Lappen auf der geöffneten Hand arbeiten. Im zur Faust geballten Klumpen geht Ihnen die Möglichkeit verloren, sich vom Spüren unterstützen zu lassen und die feinen Finger- und Handgelenke erleiden Schaden. Das Zupacken, das früher als Inbegriff der Tüchtigkeit galt, können Sie beim sinnlichen Putzen vergessen.
Schulen Sie Ihre Hände neu. Sie werden lernen, Druck aufzubauen, wo Sie ihn brauchen.

Übung: Lappen auswringen

Wringen Sie einen Lappen so aus, wie Sie es gewohnt sind. Das macht man mehrmals am Tag. Drücken Sie, dass die Fasern des Lappens knirschen und Sie – ohne es zu merken – die Zähne fest zusammen beissen? Dem Lappen wird jedes Mal symbolisch der Garaus gemacht. Das setzt sein Gewebe einer Zerreissprobe aus – und vor allem Ihre Gelenke! Tauchen Sie den Lappen nochmals ein. Das Putzwasser sollte so angenehm wie Badewasser sein, quälen Sie Ihre Hände nie mit zu heissem Wasser.

Ziehen Sie ihn heraus, legen Sie ihn zusammen, horchen Sie auf das Plätschern des Wassers und drehen Sie langsam am Lappen, immer so, dass Sie noch entspannt lächeln können. Lassen Sie dem Wasser Zeit, abzutropfen, erhöhen Sie den Druck langsam aus dem ganzen Körper heraus, stehen Sie aufrecht, Schultern und Brustkorb bleiben frei.

Variante: Nochmals eintauchen, falten. Drehen Sie in die entgegengesetzte Richtung.

Die umgekehrte Drehrichtung ist am Anfang fast nicht auszuhalten, aber eine wirksame Übung zum Lösen des harten, mechanischen Zugriffs. Feinmotorik ist gefragt, die Gelenke bleiben offen und der ganze Körper ist am Bewegungsablauf beteiligt.

Setzen Sie beim Putzen abwechselnd beide Hände ein, statt die Arbeitshand einseitig zu ermüden. Der Unterschied wird von Kopf bis Fuss spürbar.

Das Sehen

Schmutz nimmt man mit den Augen und – in fortgeschrittenem Stadium – mit der Nase wahr.

Die innere Einstellung zum Putzen

Die «innere Einstellung zum Putzen» versteht man im Allgemeinen moralisch: Sie kann gut oder schlecht sein.

Die «innere Einstellung» ist auch ein konkreter Vorgang. Die Sehschärfe der Augen stellt sich ganz plötzlich genau auf den Schmutz ein, wie wenn an einer inneren Kameralinse gedreht würde. Das gestochen scharfe Bild gibt schutzlos die Putzarbeit preis, die getan werden sollte. Kennen Sie das?

Häufig passiert das ausser Haus Berufstätigen: Ihre Freizeit hat begonnen. Sie kommen nach Hause, hängen Mantel und Hut auf, stellen die Tasche in die Ecke und möchten sich ausruhen. In Gedanken an den vergangenen Arbeitstag versunken, machen sie sich ein Getränk oder Essen bereit. Sie sprechen mit ihren PartnerInnen oder den Kindern. Sie setzen sich hin. Hier verzweigt sich der Verlauf in drei Varianten:

***A** entschliesst sich nach einer Weile, noch ein wenig zu putzen. Kaum hat sie damit angefangen, sieht sie «schwarz» respektive «grau», alles kommt ihr mit einem Mal schmutzig vor. Wo vor ein paar Minuten alles ruhig und bewohnbar wirkte, sieht sie überall Flecken, Staub, Nikotinbeläge, Fettdampf, Kalkablagerungen usw.*

***B** sitzt noch gemütlich auf dem Sofa. Plötzlich bleibt der entspannt über die Zimmerdecke schweifende Blick an Spinnweben hängen, von da an werden es immer mehr.*

*Bei **C** hat sich Besuch angemeldet. Für dieses Thema am wirkungsvollsten sind Mütter, Schwiegermütter oder eine neue Freundin (Verzeihen Sie, aber es ist wahr!).*

Mit einem Schlag sieht er die Welt mit andern Augen, mit den Augen der «Welt», die von ihm erwartet, eine Wohnung stets sauber und wohl gepflegt zu präsentieren. Wo er sich vor ein paar Minuten noch gemütlich niederlassen konnte, liegt plötzlich Staub. Aus dem verschütteten Kaffee auf dem Fussboden, der ihn bisher angenehm an einen kürzlichen, etwas stürmischen Moment erinnerte, wird «Arbeit», denn «der Fleck muss weg», bevor Besuch kommt.

Den drei Situationen ist gemeinsam, dass sich der Blick ohne Vorwarnung anders einstellt. Er stellt sich wie die Linse einer Kamera oder eines Mikroskops genau auf die Distanz zwischen uns und den Oberflächen ein. Man schaut nicht mehr durch das Fenster hindurch – der Blick bleibt auf den Scheiben «haften».

Was tun? Sie können die geschenkte Sehschärfe zu Ihrer Unterstützung einsetzen, Sie müssen nicht mehr suchen, was sie tun sollen. Der Schmutz zeigt sich Ihnen von selber.

Lassen Sie sich nicht bedrängen. Im ersten Moment rückt die ganze Wohnung auf Sie zu wie der Wald seinerzeit auf Macbeth. Entscheiden Sie, wie Sie darauf reagieren wollen. Lassen Sie sich nicht von alten Ängsten und schlechten Erfahrungen unter Druck setzen. Schauen Sie auf die Uhr: Wieviel Zeit wollen Sie mit Putzen verbringen, ich meine natürlich: Müssen Sie.
Wählen Sie aus: Was ist Ihnen wichtig, wo sollte es sauber sein? Putzen Sie erst das eine und sehen Sie dann, ob noch Zeit für etwas anderes bleibt.

Entspannen Sie sich: Vielleicht sassen Sie tagsüber auf einem Bürostuhl, dann kann Putzen die ideale Ausgleichsgymnastik vor dem Abendessen sein. Ist es für alles Putzen zu spät, treffen Sie Ihren Besuch auswärts. Auch Ihre Mutter oder Ihre Schwiegermutter geht es nichts an, wie Sie als erwachsener Mann oder als erwachsene Frau wohnen. Guter Rat: Sollte eine von beiden ihre Hilfe anbieten, überlegen Sie gut, worauf Sie sich einlassen, wenn Sie annehmen. Es kann entweder für beide Seiten angenehm sein, vielleicht ist es ihrer Mutter langweilig und Sie sind zur Zeit überbeansprucht. Fragen Sie sich trotzdem, ob es Ihnen angenehm ist, dass sie Ihre Wohnung putzt. Bereitet Ihnen die Vorstellung Unbehagen, verzichten Sie lieber, auch wenn es noch so verlockend wäre, nicht selber putzen zu müssen. Wer putzt, sieht viel vom Privatleben der Menschen, deren Räume sie pflegen. Wählen Sie, wem Sie Ihre Räume öffnen.

Gefällt Ihnen Sibylles Lösung am besten?
«Wenn das mir passiert und ich sehe, dass ich zu viel zu tun hätte, fange ich gar nicht erst an. Ich gehe aus dem Haus in die Stadt und beruhige

mich, indem ich etwas einkaufe. Wenn ich nach Hause komme, sieht alles wieder anders aus. Mein Blick hat sich wieder entschärft, und ich sehe nur noch, was ich sehen möchte.»

1. Wer hat den Schmutz erfunden?

Was ist überhaupt Schmutz? Einige sagen, es ist falsche Materie am falschen Ort wie zum Beispiel Staub auf einem Klavier oder Kalkseifespritzer an der Badewannenwand. Ich bin anderer Meinung: Es liegt in der Natur des Schmutzes, dass er hinfällt, wo es ihm passt. Nämlich überall hin. Es ist unmöglich, Lebensraum staub- oder schmutzfrei zu halten. Hören Sie lieber auf, ihn mit Putzen bekämpfen zu wollen. Eine kriegerische Haltung ist ermüdend, weil Sie wissen, dass Sie einen aussichtslosen Kampf kämpfen. Schmutz und Abfall gehören zum Leben.

Einen entscheidenden Unterschied gibt es zwischen Natur und Zivilisation. Die Natur ist selbstreinigend eingerichtet. Was sie hervorbringt, kann sie zersetzen und in neue Nahrung verwandeln.

Der Abfallbaum

Wenn im Frühling die Knospen platzen, fliegen die Hüllen umher, die kurzlebigen Blüten schneien nach ein paar Tagen herunter. Unreife Früchte fallen zu Boden, dann reife. Im Herbst fliegen die Blätter durch die Luft, und Stürme zerren Äste ab.

Und doch nehmen wir Bäume in ihrer Schönheit wahr, nicht als Abfallschleudern. Wir besingen ihre Blütenpracht, sehnen uns nach ihren süssen Früchten und waten fröhlich lachend durch das raschelnde Laub. Aus den Ästen zünden wir ein Feuer an, braten uns was und wärmen uns.

2. Zivilisation: Reinigung wird Arbeit

Sobald Bäume in (Zivilisations-)Räumen wachsen, in Gärten, Alleen oder Zimmern, kehrt man abfallende Blätter zusammen, kauft frische Erde und topft sie um.

Die Zivilisation unterscheidet sich von der Natur dadurch, dass sie geschlossene Räume baut aus Beton, mit Böden, Wänden und Decken, Fenstern, Türen, Tischen und Stühlen, Bildern und Vasen, Teppichen und Computern. Der Staub weht überall hin, Flecken bleiben liegen, Lichtschalter werden dort, wo man immer wieder draufdrückt, langsam grau. In diesen Räumen kann sich nichts mehr selber zersetzen, die Reinigung wird Arbeit.

Die «Wiederkehr des Schmutzes» hat fälschlicherweise zur Schlussfolgerung geführt, Putzen sei sinnlos. Die Frage nach dem «Sinn der Reinigungsarbeiten» begleitet mich seit Jahren, denn immer verlasse ich einen Ort frisch gereinigt. Nach zwei Wochen komme ich wieder und beginne von vorn. Und doch ist das Gleiche nicht das Gleiche. Nichts ist gleich, ausser dass ich das Gleiche tun muss: Putzen. Die Situation in den Räumen verändert sich und jeder Mensch erlebt etwas anderes.

Der fliegende Teppich

Zum Staubsaugen ging Milly auf die Knie. Am Anfang kam sie sich dabei komisch vor, niemand staubsaugt auf den Knien. Teppichsaugen machte ihr nur Spass, wenn die Teppiche erstens schön waren und sie sich zweitens zum Arbeiten ungestört darauf niederlassen konnte wie zum Beispiel bei Familie Ingold. Ihre Teppiche waren alt und kostbar. Als Zeit noch nicht Geld war, waren sie in den Bergen Afghanistans geknüpft worden.

In Ländern, die karg sind, in denen Farben in den Tönen des Steins vorherrschen, weben die Menschen ihre Traumgärten in Teppiche. Darin wachsen Blumen in allen Farben des Regenbogens, hier und da flüchtet ein Reh durch taubesprühtes, sattgrünes Rankenwerk.

Die Saugstärke stellte Milly so ein, dass die Düse nicht am Gewebe zerrte. Ihre Bewegungen folgten der Richtung des Schiffchens. Strich um Strich konnte sie so das Entstehen des Teppichs nachvollziehen. Gleichzeitig reinigte sie dabei den Teppich auf sanfte, wirkungsvolle Weise, bürstete ihn mit leichter Hand und entfernte Staub und abgebrochene Wollfasern. Das Reinigen der Teppiche wurde jedes Mal zu einer Reise. Milly kannte jede Einzelheit der Muster, sie konnte jeder einzelnen Farblinie folgen. Ins Betrachten versunken, bemerkte sie nicht, dass die Blumen aus dem Teppich rankten und sich am Staubsaugerrohr verfingen. Sorgfältig löste sie sie ab und fügte sie wieder ins Gewebe. Sie war hier schliesslich als Putzfrau angestellt und nicht als Gärtnerin.

Es ist nie derselbe Schmutz. Erst wenn man sich damit abgefunden hat, kann man sich dem Schmutz gegenüber entspannen – und siehe da, schon lässt er sich leichter entfernen.

3. Staub und Flecken

Tausende von Staubsaugersäcken habe ich bei meiner Arbeit gefüllt. Aus den Myriaden von Flecken, die ich entfernt habe, liessen sich Bilder malen oder Teppiche weben.

Das verstaubte Fräulein

Ihr Haus war ein bewohntes Staubmuseum, von der Strasse aus nicht zu erkennen. Es unterschied sich in nichts von seinen Nachbarhäusern, nur Sandsteinsimse und Fenster hätten einer Renovation bedurft.
Innen umfing mich eine Atmosphäre wie Virginia Woolf sie in ihren Geschichten beschreibt, wenn stille, lichtdurchflutete Räume leicht zittern und zu zerfliessen scheinen. In diesen Räumen schien alles seit den Zwanzigerjahren stillgestanden zu sein. Keine Vase hatte sich bewegt, die Wanduhr tickte nicht mehr, das Tischchen im Eingang trug noch den Abdruck des einen oder anderen Liebesbriefes, den der Postbote vor langer Zeit darauf abgelegt haben mochte. Heute erwarteten diese Räume ausser Rechnungen und Reklame keine Post mehr. Fräulein Steiner bewohnte die Bel-Etage mit Schlafzimmer, Wohnzimmer, Bad und Küche. Das Erdgeschoss und den zweiten Stock hatte sie an Studentinnen vermietet, die gegen eine Mietverbilligung putzen sollten.

Soviel in aller Ruhe gefallenen Staub habe ich noch in keinem anderen Haus gesehen. Wie ewiger Schnee. Nicht mit dem frischen Chaos einer Verwahrlosung oder einer Verzweiflung vergleichbar. Es war würdiger Staub, der es verdiente, genauer betrachtet zu werden.

Der Anruf war von einem seelsorgerischen Besuchsdienst gekommen. Man habe festgestellt, dass es in Fräulein Steiners Haus nicht so sauber sei, wie es wünschenswert wäre. Sie selber sei anderer Meinung: Es müsse sauber sein, vermiete sie nicht ihre Zimmer besonders günstig an Studierende mit der Auflage, ihr Haus zu reinigen? Ob wir vom

Reinigungsdienst trotzdem bereit seien, den Versuch zu wagen? Ich sagte zu.
Wir kamen zu zweit. Das Haus lag in einem weitläufigen Garten, rosa Pfingstrosen einer alten Sorte wuchsen in einem Rondell. Fräulein Steiner (sie legte Wert auf der Anrede «Fräulein») war fast hundert Jahre alt und verliess nur noch selten ihr Bett. Sie trug eines dieser bestickten Nachthemden, die zur Aussteuer gehörten und ein Leben lang halten. Sie war noch ungekämmt, und ihr weisses Haar stand wie eine Krone vom Kopf ab, als sie mich mit dem Satz begrüsste: «Ich weiss nicht, was Sie hier wollen. Meine Studentinnen putzen. Ich wohne hier allein und mache keinen Dreck!»

Auf den ersten Blick sah alles gut aus – bis sich das Auge genau eingestellt hatte. Alle Orte, die etwas über oder unter dem leicht nach unten gerichteten Alltagsblickwinkel lagen, waren von einem fingerdicken Staubbelag bedeckt. Die Vertreterin des Besuchsdienstes konnte Fräulein Steiner dazu bewegen, uns putzen zu lassen.

Unter dem Bett hatte der Staub eine Decke gebildet, die sich zusammenrollen liess. Als Methode, herumfliegenden Staub zu binden, hat dieses System durchaus etwas für sich. Die Folge davon war weniger erfreulich. Unter dem Deckmantel des Staubs hatten sich Motten eingenistet. Ihre feinen Sinne hatten wahrgenommen, dass weder Licht, Schütteln noch Staubsaugen sie aus ihren Wohnungen verscheuchen würde. Sie hatten sich nicht nur unter dem Teppich ausgebreitet, so dass seine hauchdünne Oberfläche beim Berühren zerfiel, nein sie hatten auch an jedem Stich der handgenähten Matratze einen Kokon angeklebt. Ungestört waren sie von der Raupe zur Motte gereift und schon lange geschlüpft. An der Ober- und der Unterseite eines jeden Stichs aus Zwirn, an den vier Seiten der Matratze klebte so ein bewohntes oder verlassenes Gespinst. Wohlverstanden: Fräulein Steiner schlief jede Nacht in diesem Bett! Jemand von der Hauspflege musste regelmässig das Bettzeug wechseln. Ich fragte mich, wie so etwas möglich war.
Die mindestens fünfzig Jahre alte Matraze zu entsorgen kam nicht in Frage. Fräulein Steiner hätte es nicht eingesehen, vielleicht auch nicht überlebt. Es verwirrte sie schon, dass eine gründliche Reinigung notwendig war. Sie wunderte sich, was ihre Studentinnen die ganze Zeit gemacht hätten. Kopfschüttelnd verzog sie sich in ihren Sessel im

Wohnzimmer. Er stand neben dem Fenster. Auf einem antiken Nähtischchen stand ihr Nähkorb.
Als ich ihn abstaubte und seinen Inhalt sortierte, denn auch er war von Motten befallen, entdeckte ich das zierliche Skelett einer Maus, die sich in den Fäden verwickelt hatte, umgeben von verdorrten Wurmhülsen. Das grosse Fressen, dachte ich, und fragte mich, wie lange der Korb schon an dieser Stelle unberührt gestanden haben mochte. Ein Jahr, drei oder vielleicht schon zehn Jahre?

Nach der gründlichen Reinigung des Schlafzimmers kam das Wohnzimmer an die Reihe. Es war kostbar eingerichtet. Der Wollteppich zerfiel mir unter den Händen. Es wurde Herbst: Durch die Fenster zog der Wind. Wo waren die Vorfenster? Jemand hatte sie weggeworfen. An den Fenstern war der Kitt abgebröckelt. Beim Scheibenputzen musste man Acht geben, dass die Scheiben nicht aus den Rahmen fielen. «Die Erben wollen kein Geld mehr in die Renovation stecken», sagte die Dame vom Besuchsdienst. Das Heizen musste ein Vermögen kosten. Und so richtig wohl wurde einem nicht mehr in den Räumen.

Offenbar lebte Fräulein Steiner länger als geplant. Aber sie lebte noch. Sie schien mich zu akzeptieren, obwohl ihr meine Anwesenheit als Putzfrau ein Gräuel war. Und ich mochte sie. Sie war zäh und eigensinnig. Noch in ihrer Gebrechlichkeit gab sie das Zepter über die Hausarbeit nicht ab.

Staub besteht zu einem grossen Teil aus abgestossenen Hautzellen, ist also ein abgefallener Teil von uns selbst. Darum ist es nicht gleichgültig, wessen Staub wir putzen. Wenn man einen Menschen nicht mag, kann man gegen seinen Staub genau so allergisch sein wie gegen seinen Geruch. Vielleicht steckt hier ein bisher übersehener Grund für den Widerwillen gegen das Putzen.

Der Fleckenteppich
Flecken kommen einzeln, immer unerwartet und fallen auf. Sie kommen in allen Farben, als grasgrüner Grasfleck, als dunkelroter Blutfleck, als königsblauer Tintenfleck, als eigelber Eifleck, als grauer Vogeldreck...

Nicht alle Flecken sind gleich schlimm.

Oberflächliche Flecken

Zu den Flecken ersten Grades gehören die einfachen Flecken – wie auf dem Küchenboden verschütteter Kaffee. Es entstehen braune, wässrige Flecken auf einer undurchlässigen Oberfläche. Sie lassen sich leicht mit einem feuchten Lappen entfernen.

Süsse Pfütze

Rosa Eis fiel auf weisse Küchenfussbodenkacheln und schmolz zu einer Pfütze. Das Eis war nicht mehr essbar, aber immer noch süss.

Tiefgreifendere Flecken sind schwieriger zu entfernen: Ist die Oberfläche saugfähig, dringt der Fleck ein, z.B. Zuckerwatte ins Wildleder, Rotwein in den Teppich, Blut in die Kultur.

Grosser Fleck 1: Rosaroter Seelenfleck

Das Kind vor mir hatte sich ebenfalls für Zuckerwatte entschieden. Wir schauten zu, wie der Mann mit einem Stäbchen die entstehenden Gespinste einfing, indem er es langsam gegen den Uhrzeigersinn in gleichmässigem Abstand im Kessel herumführte, wie die zuerst beinahe unsichtbaren Fäden daran hängen blieben und sich nach und nach in ein rosarotes Kissen verwandelten, das sich schliesslich so hoch türmte, dass es fast darin versank. Bis der Zuckerwattenmann entschied, jetzt sei genug, die rosa Wolke geschickt umdrehte und sie dem Kind aushändigte. Das Gespinst war so luftig, es schien wie eine Wolke davonfliegen zu können. Vorsichtig begann das Kind, einen Fetzen abzuzupfen. Im Mund zerlief die Pracht zu purem Zuckerwasser, das, wenn das Kind darauf geachtet hätte, zuvor aus einer umgekehrt aufgesteckten Patrone in den Kessel gesprüht worden war.

Es war ganz in seinen Zuckergenuss eingehüllt. Der pure Zucker zerlief unterdessen auch mir im Mund, ein seltener Genuss. Ich war darauf bedacht, dass meiner rosa Wolke nichts zustiess, während ich die leere Süsse genoss. «Raffinierter Zucker verursacht Karies, zerstört durch Fehlgärung die Darmflora und entzieht dem Körper wichtige Mineralstoffe.» Noch als Erwachsene kommt der Genuss raffinierter Süsse einer Sünde gleich.

Das Kind musste seiner Mutter zu nahe gekommen sein, sein Zuckerwatteturm hatte ihren Mantel gestreift, die rosa Wolke blieb am Wildleder kleben. Das Kind zog sie weg, aber ein Fetzen blieb hängen. Ein Aufschrei der Mutter, eine schallende Ohrfeige, bevor ich realisierte, was geschehen war. Im ersten Moment schien das Kind nur um seine Zuckerwatte besorgt, die Mutter nur um ihren Mantel. Dann begann das Kind zu weinen. Meine Zuckerwatte schmeckte plötzlich bitter. Wegen dieses rosaroten Flecks würde das Kind lange nicht mehr unbefangen Zuckerwatte essen können.

Grosser Fleck 2: Dunkelroter Weinfleck

In Millys Leben gab es einen Fleck: Er ergoss sich aus einer Flasche Rotwein und breitete sich erbarmungslos auf einem neu verlegten Spannteppich aus. Und zwar beim Apero nach der Renovation. Jahrelang dachte sie nicht daran, aber in einem Moment wie diesem merkte sie, dass zwar der Teppich unterdessen ersetzt worden war, sie aber nicht die Einzige war, die sich an ihr Missgeschick erinnerte. Die Freundin, auf deren Teppich vor 20 Jahren der Rotwein geflossen war, sagte lachend zu Milly: «Weiss ich noch genau. Der Fleck blieb so lange sichtbar, wie wir diesen Teppich hatten. Unlängst habe ich ihn erneuert. Einen Moment lang zögerte ich, dich zur Einweihung einzuladen.»
In diese peinliche Lage wären die beiden Freundinnen nicht gekommen, hätten sie die Grundregeln der Fleckenentfernung gekannt. Viel Schreck vor dem Fleck kommt von moderner Unkenntnis. Nicht der Rotwein auf dem Teppich ist das Problem. Die meisten Flecken gehen aus. Oder man lebt mit ihnen.

«In letzter Zeit fällt mir bei den Ledermöbeln auf, dass das Leder so dick lackiert wird, dass es nur noch Trägermaterial ist. Am Schluss muss man mit einer Strukturwalze darüberfahren, damit es überhaupt wieder wie Leder wirkt. Nur damit man keine Probleme mit der Reinigung hat. Ich selber bevorzuge Leder hoher Qualität, wo man sich über einen Fleck, den man gemacht hat, zwanzig Jahre lang ärgern kann.» Das hörte sie ihn lachend sagen. Dieser Mann musste es wissen.

Der dritte Schwierigkeitsgrad tritt ein, wenn sich die Substanz des Flecks mit dem Untergrund verbindet. Wenn Flecken Farbe aus dem «Wirt» herauslösen und untrennbar mit ihm verschmelzen, gehen Flecken nicht mehr aus.

Flecken, die nicht ausgehen

«Wohin sollen wir gehen?» – «In dem Kaff ist nichts los. Hast du eine Idee?» – «Wie wärs mit Kino?» – «Den einzigen guten Film haben wir gestern gesehen.» – «Wie wärs mit der ‹Zauberflöte›?» – «Ich habe gehört, in einer der beiden Besetzungen quietscht die Königin der Nacht in den obersten Tönen und einer der Zorodingsbums ist unten schwach. Also, was solls?» – «Wollen wir essen gehen?» – «Schon, wenn es nicht so fantasielos wäre.» – «Komm, machen wir einen Mondscheinspaziergang!» – «Übermorgen ist Leermond, da können wir lange auf Mondschein warten.» – «Langsam wird es schwierig. Alles, was ich dir vorschlage, passt dir nicht. Schlussendlich bleiben wir wieder vor dem Fernseher kleben, und du sagst irgendwann: ‹Immer nur Fernsehen ödet mich an!›» – «Wir könnten tanzen gehen.» – «Zu anstrengend.» – «Mit dem Velo in die Langen Erlen fahren?» – «Wo die andern ihre Hunde spazieren führen, sicher nicht.» – «Wir sollten wieder einmal gemeinsam einen Kurs belegen.» – «Aber diesmal nicht mit Massage, sonst wirst du wieder eifersüchtig.» – «Was wollen wir eigentlich in den Ferien unternehmen?» – «Wie kommst du jetzt darauf?» – «Ach, ich dachte nur, wenn wir schon wissen, wohin wir in die Ferien fahren, finden wir den passenden Kurs leichter. Oder sollen wir Tischtennis spielen gehen?» – «Haben wir vorgestern gemacht, als wir keinen passenden Film fanden.» – «Weisst du was, wenn das so schwierig ist, bleiben wir lieber gleich zu Hause.»
So gehen Flecken nicht aus.

Der unsichtbare Fleck oder: Schwarze «always» im Tanga

Der Schreck vor dem Blutfleck ist ein alter, kultureller. Die Angst davor sitzt heute auch den Frauen tief. Hoffentlich bleibt beim Aufstehen kein roter Fleck auf dem Stuhl! Man darf um Himmelswillen das Polster nicht mit Menstruationsblut «beschmutzen». Diese Angst verkauft sich gut!

Wo früher ein paar Lappen gereicht haben, die man gebraucht in einen

speziellen Kübel warf und wieder wusch, kommt man heute nicht mehr ohne die einzeln verpackte, topflache Binde aus. Der Liebespartner soll sie nicht sehen. Darum gibt es Slip und Binde in gleicher Farbe: die schwarze «always» im Tanga – ein kostspieliges Nichts von Binde in einem Hauch von Unterhose. Damit stehen wir kurz vor der Auflösung von beidem.
Das Blut lässt sich nicht zum Verschwinden bringen. Ach so, ich habe die Tampons vergessen, die das Bluten im Körper stoppen. Später wird man auf diese Tortur des 20. Jahrhunderts zurückschauen: Schaut, das haben die Frauen sich damals angetan, damit man nichts sieht, riecht oder spürt!

Wegwerfbinden kosten Geld: Bei dreizehn Blutungen im Jahr und der Anwendung aller Puffer und Polster kostet eine Menstruation locker ihre zehn Franken. Bei mehreren Frauen in der Familie geht das ins Geld. Zugegeben, ich möchte nicht mehr zu den Wattewülsten zurück, die an einen Gummigürtel geklemmt wurden und verrutschten. Man hatte Angst, die Binde würde entdeckt, man hatte Angst, es gäbe Flecken. Und diese Angst überwindet man schwer.

Exkurs Menstruation

Ende der siebziger Jahre schrieb ich in Ethnologie eine Diplomarbeit über Menstruation. Ich stellte die Alltagsfrage an die ethnologischen Forschungsberichte: «Wie lösen Frauen anderer Kulturen den Umgang mit der monatlichen Blutung im Alltag?» Darauf fand ich keine Antwort. In Hunderten von gelehrten Büchern über Scham, Schande und Bedeutung des Blutes fand ich nur ein paar beiläufige Fussnoten. Nichts zum Alltag, zum Beispiel zum Thema: Was machen die Frauen in wasserarmen Ländern oder Nomadinnen, wenn sie wandern? Eine Grundkonstante zog sich durch alle Quellen bis in die heutige Fernsehwerbung: Das Blut soll unsichtbar bleiben.
In einigen Gesellschaften gingen und gehen die Frauen heute noch weg vom Arbeitsalltag in ihre Kulthäuser oder in den Wald. (Andere Ferien hatten sie nicht.) Darüber wurde viel und genüsslich geschrieben. Ethnologen fabrizierten daraus ihre Version des Tabus: Die Absonderung menstruierender Frauen sei nötig, weil Männer nicht mit ihnen in Berührung kommen durften. Damit haben die Ethnologen die verbreitete Blutscheu der Männer ungut

«globalisiert». Sie konnten laut rufen: «Seht, die Frauen sind weltweit ‹unrein›.» Wir müssen uns vor ihnen schützen.» Die monatliche Blutung war und ist ein beliebtes Mittel, Frauen von der Gleichberechtigung auszuschliessen, zum Beispiel vom Priesterinnenamt.

Sollte man den Spiess nicht umkehren: Von wegen «unrein». Wenn Frauen ihre sprichwörtliche «monatliche Reinigung» erleben, sind Männer dann nicht eher «unrein»? Das Wort «unrein» ist eine altmodische deutsche Übersetzung für einen Begriff, der verschiedene Situationen charakterisiert: Eine Frau galt nach einer Geburt vierzig Tage lang als «unrein», nach einem Todesfall war eine ganze Familie «unrein».
Wo schaute beim Thema «rein/unrein» das sonst so scharfe Auge der wissenschaftlichen Begrifflichkeit hin? Schloss es sich vor Schreck vor dem Fleck? Ein Institutsleiter sagte 1980 zu mir: «Was heisst ‹Frauenkultur›? Was gibt es da zu erforschen: Frauen kriegen Kinder und kochen weltweit.» (Ein erstaunliches Phänomen!)

Heutige EthnologInnen erforschen den Alltag von Männern und Frauen. Sie fördern Erstaunliches zu Tage, das die kulturelle Bedeutung und das Selbstverständnis der Frauen – weltweit – in neuem Licht erscheinen lässt. Die früher in der Forschung an die Wand gespielten Frauen entpuppen sich als willensstarke, selbstbestimmte, lebenskluge Individuen. Der Themenkomplex um Geburt und Fruchtbarkeit wird wissenschaftlich neu geordnet. Das muss auch mit den Bezeichnungen «rein» und «unrein» geleistet werden.

Kostbare Flecken
Es gibt Flecken auf dieser Welt, die werden anders behandelt als andere. Sie bekommen ein Dach über dem Kopf und werden beaufsichtigt, dass ihnen nichts passiert. Die Menschen reisen weit und bezahlen Geld, um sie sich anschauen zu können.
Legte man, weil auf dem Kunstwerk, von dem hier die Rede ist, beim genauen Hinsehen nur Flecken zu erkennen sind, vor dem Fenster sein Vor-Bild an – den Seerosenteich?

Ich rede von Flecken, die den Höhepunkt ihrer Karriere erreicht haben und weltberühmt geworden sind: Monets Seerosen. Sie haben mit gewöhnlichen Flecken alle Merkmale gemeinsam, ausser dass sie mit voller Absicht des Malers auf die vorher reine Leinwand gesetzt worden sind. Was für eine Erholung, mich diesen Flecken gegenüber auf ein bequemes Sofa setzen zu dürfen, ohne mich darum kümmern zu müssen, wie man sie entfernt.

Als Putzfrau ist meine Auseinandersetzung mit Flecken vorgegeben: Flecken müssen weg! In der Kunst stellt sich die Verständnisfrage. Was bedeuten die Flecken? Warum malte Monet Flecken und keine «richtigen» Seerosen? Lange Zeit waren sie in den Augen vieler BetrachterInnen bloss Flecken. Sie fanden nicht mehr Gefallen daran, als wenn man uns bäte, über Servietten, die spinatgrün, eigelb, tomaten- und randenrot leuchteten, Kunstbetrachtungen anzustellen.

Die naturalistischen Seerosen löste Monet mit der Zeit in vielschichtige Flecken auf, die mit den Jahren als impressionistische Malweise zu einem festen Bestandteil der Kunst geworden sind. Die Sonnenflecken tanzen auf dem Wasser, und in der Tiefe schimmert die grüne Unterwasserwelt. Der Himmel, die Wolken und die Bäume am Ufer spiegeln sich – lauter blaue, weisse und grüne Flecken.

Anfangs irritierten sie das Publikum, weil man sich keine so gemalten Seerosen vorstellen konnte. Über Nacht wurden sie mit andern Augen gesehen – und zur grossen Kunst. Heute sehen wir, was Monet sah: Wenn der Wind die Wasseroberfläche des Seerosenteichs kräuselt und die Blätter bewegt, wenn die Sonnenstrahlen in verschiedene Unterwassergrüntöne vordringen, verfliessen auch auf dem Teich die Konturen zu farbigen Flecken.

Diese Flecken können sich unterdessen in Sicherheit wiegen. Sie sind arriviert. Allerdings können sie immer noch falsch verstanden werden. Ein Besucher las eine Anzeige in der Nähe des Bildes und sagte zu seiner Begleiterin: «Ah, das ist also das berühmte Bild von Debussy ‹La mer›.»

Andere Flecken leben weiterhin gefährlich. In der modernen Kunst kommt es zu Verwechslungen. Reinigungspersonal hielt etwas an Beuys

Kunstwerk für ‹Flecken› und wischte sie weg. Es gibt keinen Grund, die Putzfrau auszulachen! Es liegt in der Verantwortung der Direktion, das Personal zu instruieren, welche Flecken Kunst sind und welche in die Kompetenz des Reinigungspersonals gehören.

Meine Arbeit als Raumpflegerin hat mir die Freude an Monets Seerosen nicht verdorben. Im Gegenteil. Ich entspanne mich beim Anblick gerade jenes eigelben Flecks, der nicht auf eine Tischplatte gefallen ist, sondern den Monet mit dem Pinsel von der Palette nahm und genau in die Mitte der Seerose setzte, wo ihr Inneres flammend hell wird.

Nicht vom Fleck kommen

Es gibt einen Tanz, der aus der Schwindel erregenden Kunst besteht, sich im Kreis zu drehen. Der Drehtanz ist ein uralter Trance-Tanz. Kinder drehen sich bis zum Umfallen. Erwachsenen wird vom Zuschauen schon schlecht.

Die «Drehenden Derwische» aus Konia haben ihn weltberühmt gemacht. Er wurde von Rumi, dem Begründer des Sufi-Ordens, als Form des Gebets eingeführt. Tanzen war für ihn beten. Drei Jahre müssen sie üben, erst dann dürfen die Derwische auftreten. Sie lernen, im Grunde genommen, drei Jahre lang nichts als die «Kunst des Tretens an Ort» und arbeiten im Küchendienst und in der Reinigung. Sie lernen, sich im Kreis zu drehen, ohne vom Fleck zu kommen. Schnell und immer schneller.

Das Ziel ist erreicht, wenn die Übenden beim Kreisen den Drehpunkt genau einhalten können. Damit der Tänzer, die Tänzerin nicht unmerklich abdriftet, wird für Anfänger die Stelle mit einem Pflock markiert, um den sie sich drehen. Falls Sie es versuchen, werden Sie feststellen, wie schwierig es ist, sich wirklich genau auf der Stelle im Kreis zu drehen. Das, was uns im Alltag so unangenehm ist, braucht jahrelange Übung, damit man es perfekt kann...

Wenn also würdige Männer und Frauen jahrelang täglich üben, sich im Kreis zu drehen, warum fällt es uns so schwer, in den paar Stunden Putzen pro Woche das Gefühl auszuhalten, «nicht vom Fleck zu kommen»?

Köstliche Flecken
Es gibt die köstlichen Flecken, wie zum Beispiel die unberührten Fleckchen Erde, die wir uns zum Ferienmachen aussuchen.

Kuchenguss
Ein Fleck liegt mitten im Kuchenstück. Es ist ein eigelber Klecks Guss, der in alle Richtungen strahlend in den Himbeeren versinkt. Süss-säuerlich, ein wenig glitschig vom daruntergemischten Quark, zergeht er auf der Zunge.

4. Fett und Kalk

Stehen Sie in der Küche vor einer gelbgrauen, klebrigen Schicht? Gleicht Ihre Dusche einer Tropfsteinhöhle? Fragen Sie sich: «Soll das sich mit einem sanften Drüberwischen mit einem angenehm feuchtwarmen Lappen lösen lassen?» Kaum haben Sie sich zur Wellness beim Putzen aufgemacht, wartet die erste Prüfung auf Sie: Wie reagieren Sie auf Widerstand? Im Leben allgemein und beim Putzen im Besonderen. Greifen Sie gleich zu «scharfen» Mitteln?

Hier ist eine Alternative: Nehmen Sie sich Zeit. Unterteilen Sie die Putzarbeit in verschiedene Stufen, arbeiten Sie mit Einweichtechniken.

Übung: Auftragen – Einweichen – Verwischen

Jede erste Handlung bei Arbeiten mit Putzlaugen ist ein Benetzen, dann kommt das Einweichen lassen, dann das Verwischen. Erst wenn sich dabei der Schmutz nicht entfernen lässt, sollten Sie anfangen, mit Druck zu arbeiten. Wie bei jeder Sportart beginnt das Putzen mit einem «Einlaufen», einem Aufwärmen. Machen Sie erst die leichten Arbeiten, bevor sie verhärtete Verschmutzungen «in Angriff» nehmen. Auch denen können Sie sich sanft nähern – sie mit Putzlauge bestreichen, ihre Beschaffenheit wahrnehmen und einschätzen, wie lang die Einwirkzeit sein sollte.

Beim Auftragen genügt eine unerträglich sanfte Berührung der Oberflächen. Man meint, das sei gar nicht Putzen. Aus der Sanftheit schöpfen Sie Energie, Ihr Tonus (Ihre Spannkraft) steigt an, bevor Sie viel Muskelkraft einsetzen. Das Einweichen ist die Lösung. Lassen Sie die Putzlauge für sich arbeiten, dazu ist sie da. Sie sparen Reinigungsmittel und Energie, wenn Sie die Lauge optimal einwirken lassen.

Nach der optimalen Einwirkdauer (während der Sie andere Arbeiten machen können) verwischen Sie die eingeweichte Fläche – das meiste hat sich gelöst und lässt sich mit leichter Bewegung entfernen.

Allfälligen Druck lassen Sie von den Füssen her durch den Körper steigen und entladen ihn zuletzt durch die Hand. Sie erhalten in optimaler Zeit das beste Resultat, schonen die Umwelt, und ihre Energie nimmt während dem Arbeiten zu.

Goldene Dakini des Fettes

Haftende Fettbeläge entstehen durch langes Nichtputzen. In dieser Wohnung war das anders. Ich hatte sie angeschaut und einen Kostenvoranschlag mit der normalen Zugabe für Unvorhersehbares für die Umzugsreinigung gemacht.

Erst nachdem wir begonnen hatten zu arbeiten, entdeckten wir, dass alles, was nicht frisch gestrichen worden war, die Kacheln in Küche und Bad,

Holzwerk, Fensterscheiben, Heizkörper und Türrahmen, mit einem goldenen Fettfilm überzogen war. Beim Anlösen duftete er leicht nach Curry. Eine asiatische Familie hatte hier gewohnt und ausgiebig Essen frittiert.

Jahre danach belustigt mich die Geschichte. Damals fühlte ich mich beim Putzen meiner Sache schon ziemlich sicher und dachte, ich könne es. Und hier lachte es von allen Wänden hellgolden zurück. Wir verzweifelten fast, als wir versuchten, in der geplanten Zeit das klebrige Fett aus allen Ritzen und Fugen zu entfernen. Meine Überzeugung verbot mir, scharfe Mittel einzusetzen.

Beim Arbeiten dachte ich darüber nach, dass man in Indien die Dakinis kennt. Das sind Gottheiten, die die Substanzen des Körpers «behüten». Es gibt also eine «Dakini des Fettes». Sie könnte sich in einen solchen Schleier aus purem Gold hüllen, wie er mich von diesen Wänden anlachte... oder auslachte.

5. Bauen und Putzen

Es gibt nicht nur die weithin sichtbaren Bausünden der Städteplanung. Es gibt die «inneren» Bausünden, an die man bei jeder Putzarbeit aneckt. Ich kenne keine Zivilisation, deren Reinigung so aufwändig ist wie die abendländische. Das pro Person bewohnte Raumvolumen nimmt zu. Innenausstattungen werden immer komplexer, Oberflächenbehandlungen vielfältiger. Gleichzeitig nehmen die Handwerkskenntnisse vom Putzen ab, am liebsten würde man es abschaffen.

Putzen beginnt beim Bauplan. Bauen, das die Pflege in die Ästhetik einbezieht, ist mein Ideal. Nachhaltig geplante Räume wären einfacher (und billiger) zu pflegen. Jede Bausünde verwandelt sich in eine «Goldgrube», das heisst in eine Grube, in die man Gold hineinschaufelt. Bei der professionellen Reinigung kostet jeder Handgriff Geld, bei der unentlohnten geht jedes Mal Motivation, sprich Spannkraft, sprich Energie verloren, wenn man an Denkfehlern von ArchitektInnen aneckt.

Frage: Haben Sie im Haus einen Wasserhahn, unter den Sie den Putzkessel stellen und, ohne sich bücken oder ihn schräg halten zu müssen, soviel Wasser einlaufen lassen können, wie Sie zur Reinigung brauchen? Ja? Sie GlücklicheR! Ab heute können Sie dabei denken: Hier hatte jemand beim Planen auch das Pflegen im Auge und wusste, dass es heisst «einmal Bauen – immer Pflegen».

Nach dem Umbau eines alten Hauses in eine dreistöckige Arztpraxis stellte man fest, dass man den Putzraum vergessen hatte. Den Putzwagen verstaute man schliesslich hinter einem Paravent im Wartezimmer. Über, neben und hinter dem Ausguss stapelten sich Papiervorräte. Arztpraxen pflegt man mehrmals in der Woche. Raumpflege ist als Teil der Hygienemassnahmen eine Visitenkarte für eine Praxis. Jede Patientin, jeder Patient möchte eine saubere Praxis betreten. Gepflegte Räume unterstützen das Gesundwerden.

Ein Tipp für Baulustige: Prüfen Sie vor der Vergabe des Auftrags die Einstellung der Architektin/des Architekten. Fragen Sie: «Wie planen Sie die Raumpflege?» Seine, ihre Reaktion kann Ihnen zeigen, ob für diesen Menschen Raumpflege ein Planungsfaktor ist oder nicht. Fehlende Planung ist die Ursache für «Putzfallen», durch die Sie Geld und Energie verlieren.

In der Betrachtungsweise des Feng shui, das auch den Einfluss der Energien untersucht, die im Raum wirken, könnte das so heissen: «Durch fehlendes Bewusstsein für die Raumpflege geht wertvolle Energie verloren. Die ständige Wiederholung unguter Erfahrungen im Raum wirkt sich belastend auf seine Atmosphäre aus.» Sollten Sie diese Ansicht zu weit hergeholt finden: Die zusätzlichen Kosten lassen sich auf jeden Fall leicht berechnen.

6. Schmutz und Elend

Der erkaltete Herd

Als das Bürotelefon klingelte, zog ich mir gerade den weichen, roten Pullover über den Kopf. Es war Freitagabend. Ich wollte ausgehen und freute mich auf mein Rendez-vous. Draussen stürmte es. Sollte ich das Klingeln überhören? Oft riefen Leute, die wochen-, oft monatelang wussten, dass sie Ende Monat ausziehen und vorher ihre Wohnung reinigen mussten, nach Büroschluss an. Sie erwarteten von mir, dass ich von einem Tag auf den nächsten ihren Auftrag organisieren würde. Sollte ich das Telefon nun abnehmen oder nicht?

«Guten Abend, Frau Zaugg, Menzinger am Apparat. Ich weiss mir nicht zu helfen. Im März muss ich umziehen» – es war November – «und vorher muss ich meine Wohnung reinigen. Ich schaffe das nicht. Mein Herd ist so schmutzig, dass ich nicht weiss, ob er je wieder sauber wird.»

Der März schien noch weit. Vor allem nach einer anstrengenden Arbeitswoche und mit meinen Gedanken neugierig um den Mann mit der schönen Stimme kreisend, den ich heute Abend kennen lernen würde. Bitte jetzt keine schmutzigen Toiletten, fettverklebten Küchenkacheln oder verkalkten Badewannen!
«Frau Menzinger, darf ich Sie bitten, am Montag wieder anzurufen? Ab neun Uhr erreichen Sie mich im Büro. Dann können wir in aller Ruhe darüber reden, was Sie brauchen.»

Einen Moment lang hatte ich gezögert. Es roch nach Krise, Panik, Scham und Verzweiflung. Ob die Frau nochmals den Mut haben würde anzurufen? Reagierte ich strenger, als gut war? Hatten mich die Anmassungen über die Jahre zu stark abgekühlt. Wies ich diese Frau genau im falschen Moment ab? Schliesslich war unterdessen bekannt, dass man mich bei Putzkrisen anrufen konnte.
Nein, sie musste einsehen, dass auch am Montag noch genug Zeit war. Ich hatte signalisiert, dass ich ihr helfen würde.

Montag morgen.
«Guten Tag, hier ist nochmals Menzinger. Es tut mir Leid, dass ich Sie am Freitagabend gestört habe. Plötzlich hat es mich fast erdrückt, als ich mich in meiner Wohnung umsah und realisierte, wie viel es bis zu meinem Umzug im Frühling noch zu tun gibt. Vor allem mein Herd. Ich weiss gar nicht, wie ich ihn sauber kriegen kann. Vor zwei Jahren hat mich mein Freund verlassen. Seither hatte ich einfach keinen Mumm mehr, meine Wohnung zu pflegen. Ich liess alles liegen.
Einen Reinigungsdienst kann ich mir nicht leisten, ich bekomme Rente. Und so, wie es bei mir aussieht, würde ich mich schämen, jemanden zum Putzen in die Wohnung zu lassen. Die Rente habe ich wegen

Rückenproblemen. Wie soll ich das alles schaffen? Vor allem der Herd, ich frage mich, ob der je wieder sauber wird.»

Jede Trauer hat ihre Dauer. Frau Menzinger analysierte ihre «Herd»-Thematik als Ausdruck von Liebeskummer. Sie schrieb Gedichte. Gemeinsam gewannen wir Chaos und Schmutz einen Sinn ab. Eine poetische Sicht der Lage entstand – aber noch türmte sich der Berg aus Schmutz und Müdigkeit.
Alles allein in Ordnung bringen zu müssen, drückte sie zu Boden. Ich sagte: «Sie haben vier Monate Zeit. Wenn Sie sich keinen Putzdienst leisten können, müssen wir einen andern Weg gehen: Gehen Sie Schritt um Schritt vor. Ich biete Ihnen meine telefonische Begleitung für die Planung an. Wenn Sie alles getan haben, was Sie selber tun können, sehen wir weiter. Ich lasse Sie nicht im Stich. Ich weiss, dass Sie es schaffen.»

Als ersten Schritt sollte sie den Herd einweichen. Sie könne dazu sitzen. Sie solle so viel im Sitzen putzen wie möglich, um ihren Rücken zu schonen. Auch im Sitzen staubsaugen. Wenn sie nur dreimal zehn Minuten pro Tag putzte, würde ihre Wohnung im Frühling blitzblank sein.
Beim nächsten Anruf hatte der Plan gegriffen. Sie hatte einen Einstieg gefunden und klang fröhlicher. Bis ihr die Fenster in den Sinn kamen. «Das schaff ich nie.»

Da hatte ich eine Idee. Sie war nicht gerade haushaltsunterrichtskonform, machte aber Spass. Es wurde Advent und Zeit, jeden Tag ein Fenster des Adventskalenders zu öffnen:
«Jetzt kommt der Advent. Machen Sie doch aus Ihren Fenstern einen Adventskalender. Malen Sie mit dem Finger in jede Fensterscheibe eine Zahl von 1 bis 24. Putzen Sie jeden Tag eine Scheibe und stellen Sie sich vor, was Sie durch dieses Fenster sehen.» Wir mussten beide lachen, und eine Weile hörte ich nichts mehr von ihr.

Der nächste Anruf kam im Januar: «Stellen Sie sich vor, ich habe unterdessen eine Nachmieterin gefunden, die sich auf diese Wohnung freut. Die sich nicht stösst an dem, was vom Chaos noch übrig ist. Sie übernimmt einen Teil der Sachen, die ich nicht brauche – und stellen Sie sich vor, sie hilft mir sogar beim Putzen! Ich bin ja so glücklich.»

Im Frühsommer bekam ich eine Postkarte. Wir hatten einander nie gesehen. Es war kein Auftrag entstanden. Frau Menzinger bedankte sich für meine Hilfe und zitierte Bloch: «Geben wir die Hoffnung nicht auf, gelten wir als verrückt, geben wir sie auf, sind wir verloren.»

Auf der Bildseite der Karte wuchs ein üppiger Rosenstrauch in einem Garten. Auf dem Liegestuhl lag ein umgedrehtes Buch, und vom Fenstersims aus betrachtete mich eine graue Katze.

Verwahrlosung kann verschiedene Ursachen haben, die Folgen ähneln sich. Die einen leiden nicht unter dem Schmutz und Chaos in ihren Wohnräumen, bei vielen Jungen gilt sie sogar als chic, da sie sich so von spiessigen Eltern absetzen können. Ältere Menschen sehen den Schmutz nicht mehr genau. (Auch ich muss unterdessen eine Brille aufsetzen, damit ich nicht meine, es sei sauber...). Es gibt allein wohnende Männer, die verwahrlosen, weil sie Wohnkomfort gegenüber gleichgültig sind oder nicht putzen gelernt haben.

Verwahrlosung kann als eine Geste der Verweigerung bei Frauen auftreten, die zu viel «am Hals» haben oder sich gegen das Rollendiktat wehren.

Bei anderen Menschen ist seelisches Leid die Ursache. Eine Phase der Trauerarbeit kann den Rückzug nach innen auslösen – die Pflege der Aussenräume bleibt liegen.

Die Umgebung reagiert erschreckt und verständnislos. Wie wenn Verwahrlosung etwas wäre, was nur anderen passiert. Aus meiner Berufserfahrung kann ich Ihnen versichern, Verwahrlosung kann jeden Menschen treffen. Dann braucht sie oder er Hilfe. Das wirklich Schreckliche ist

- die verbreitete Hilflosigkeit der Männer bei der Raumpflege
- die Vereinzelung einsamer und kranker Menschen

Wenn ich zum Aufräumen und Putzen einer Chaoszone geholt werde, besteht meine Unterstützung nicht im Lösen des Konflikts, dazu bin ich nicht ausgebildet, sondern im schrittweisen – und am besten gemeinsamen – Abtragen von Abfall und Schmutz.

Nach all den Jahren ekelt es mich nur noch selten. Ich sehe heute eher die globale Verschmutzung als ein dringendes Problem, die «Verwahrlosung des Planeten». Die westliche Kultur geht voran mit dem Zumüllen der Welt – und regt sich selbstgefällig auf, wenn jemand hilflos vor Raumpflegeproblemen steht.

Keltische Asche

Ich weiss nicht mehr, wo ich gehört habe, dass man im Staub Aschepartikel nachgewiesen hat, die aus keltischen Feuern stammen. Mit der Zunahme an Verbrennung in den beiden letzten Jahrhunderten vererben wir kommenden Generationen eine gigantische Ladung Aschenstaub. Kein Wunder, macht uns das Putzen heute leicht atemlos.

7. Umweltverschmutzung

Woraus besteht Schmutz heute? Die Analyse würde vermutlich einen der Gründe liefern, warum wir uns mit Putzen schwer tun. Üppig in Umlauf gesetzte Chemikalien und Kunststoffe bilden eine unsichtbare Verschmutzung, die die sichtbare vermutlich bei weitem übertrifft.

Eine ganz normale Fensterreinigung

Es war ein ganz gewöhnlicher Fensterputzauftrag an einer stark befahrenen Strasse. Er hatte sie schon lange nicht mehr geputzt, eigentlich noch nie, seit er eingezogen war. Eigentlich wisse er gar nicht, wie er so grosse Fenster am besten putzen solle, sagte er.

Den in seinen Räumen gefallenen Staub fixierte er mit neuen Schichten von Zeitungen, Zeitschriften und abgelegten Kleidern. Ihn störte das nicht. Nur die Fenster sollten wir reinigen. Sie waren blind.

Und die Rahmen waschen. Es war etwa 1995, Jahre nach dem Reaktorbrand in Tschernobyl. Ich hatte mich an den Gedanken gewöhnt, damit leben zu müssen.

Die Fenster dichteten den Lärm fast ab. In den metallenen Rahmen hatte sich im Lauf der Jahre Russ abgelagert. Beim Waschen der Rahmen und Rillen wurde die Putzlauge augenblicklich kohlrabenschwarz. Mir kam es vor, als hätte ich wie eine Archäologin bis zu einer Schicht Tschernobyl-Staub hinabgewischt, die sich in den Rillen festgesetzt hatte. Und da gelegen hatte, bis ich sie beim Reinigen aufstörte. Es machte mich nachdenklich und ich fragte mich, ob in der gängigen Putzabwehr eine gesunde Weigerung enthalten ist, die unzumutbaren Verschmutzungen – ob sie von Abgasen oder nuklearen Unfällen herrühren - aufwischen zu müssen.

Wenn Sie in den Bergen Fenster reinigen, wird der Schmutz selten so tiefschwarz sein wie an einer Strasse im Industriequartier. Beim Putzen nehmen wir Luftverschmutzungen wahr. Die dunkle Brühe lässt uns ahnen, dass sich der gleiche Schmutz in unseren Lungen absetzt. Die Verschmutzung durch Nikotin und Teer ist hingegen eine selbst gewählte. Das Schreckliche an der verzweifelten Verwahrlosung ist nicht das Chaos sondern seine Ursache.

Nikotin-Lady
Sie sagte mir, sie hätte Lungenkrebs und nicht mehr lange zu leben. Vom Moment an, als sie die Diagnose erhielt, verlor sie das Interesse an der Pflege ihrer Wohnräume. Ihren Putzmann habe sie entlassen. Frau Sommer zündete eine Zigarette an. Unterdessen schäme sie sich, jemanden in ihre Wohnung einzuladen. Ob es uns recht sei, wenn sie wegginge, während wir putzten? Sie würde es nicht ertragen.
Wir waren zu zweit gekommen, um ihre Räume instand zu putzen: Auf den ersten Blick sah die Wohnung in Ordnung aus, modern und grosszügig eingerichtet.
Beim Arbeiten löste sich jedoch eine graubraungelbe, saure Brühe von Rahmen, Türen, Fenstern und Möbeln, die den Raum verdüstert hatte.
Uns wurde vom Gestank der kleben gebliebenen Abgase unzähliger Zigaretten übel. So stelle ich mir Höllengestank vor. Das ist die Kehr-Seite der glücklich lachenden Raucherbilder. Bei keiner meiner Arbeiten zeigte sich die Aufhellung des Raums durch Putzen so deutlich wie bei Frau Sommer.

Das Riechen

Ah, wie wohl tun die Düfte nach all dem Schmutz.

Schmutz stinkt – Reinheit duftet. Das machen sich die Reinigungsmittelhersteller zu Nutze. Aber Achtung: Die meisten Putzmitteldüfte sind synthetisch und verschleiern den Schmutzgeruch nur notdürftig.

Ich ziehe für meine Arbeiten Reinigungsmittel mit echten Essenzen vor, wie sie die Firma Sonett herstellt. Ihr Grundsatz ist, mit den Reinigungsmitteln, die sie herstellen, «das Wasser als Träger alles Lebendigen zu achten». Es geht nicht darum, Reklame für eine Firma zu machen. Es geht um ein Prinzip. Ich wähle für die sinnliche Raumpflege Chemikalien, die gut putzen, den Räumen gut tun und die darin wohnenden lebensfreundlichen Mikroorganismen fördern. Sie sollen auch mir beim Putzen guttun, indem sie so hautschonend wie möglich sind, das Wasser nicht unnötig belasten und gut duften.

Düfte sind wichtig für mich. Sie gehören zum sinnlichen Putzen. Den reinsten Duft verströmt ein Säugling. Diesen Duft versucht die Parfümindustrie schon lange vergeblich nachzuahmen. Die Düfte der Natur und die daraus gewonnenen Essenzen kommen ihm am nächsten. Fälschungen sind häufig, und es braucht eine gute Nase und ein feines Empfinden beim Wählen der Essenzen. Düfte der Natur berühren unsere Seelen.

Lilis Blumenmeer

Während ihrer Ausbildung zur Tänzerin ergänzte Milly ihr Stipendium mit Putzen. Ohne grosse Begeisterung. Sie fühlte sich nicht gut dabei, übersehen und verachtet. Sie ging mit ihren KollegInnen einig, Putzen war das Letzte. Aber heute war ihr das egal. Heute Abend würde sie Ernst wiedersehen. Milly war verliebt. In Ernst. Ernst war ihre neue Hoffnung auf Glück.

Sie putzte Lilis Blumenladen. Nach der Sommerpause brauchte er eine gründliche Reinigung. Sie trugen alles Tragbare in die hinteren Räume. Dort bereitete Lili die neue Saison vor. Milly putzte den Laden. Lili hörte sie singen. Das meiste ging im Dröhnen des Staubsaugers unter. War das nicht Haydns Paradiesmelodie aus der «Schöpfung», wo Eva und Adam sich und ihr Paradies entdecken und den Duft der ersten Blumen einatmen, die auf dieser Welt blühen? War Milly verliebt?

Weil Milly Lili mochte, war ihr das Putzen heute weniger zuwider als sonst. Immer wenn sie einen besonderen Blumenstrauss brauchte, kam sie hierher. Heute war der Raum leer. Sie entstaubte Decke, Wände, Lampen und Heizkörper. Dann saugte sie den Fussboden. Während sie warmes Wasser in den Putzkessel laufen und dabei über ihre Hände rinnen liess, wanderten ihre Gedanken zu Ernst. Der Kessel war halb voll. Milly gab ein paar Tropfen Seife dazu und begann, den Fussboden zu wischen. Die Paradiesmelodie ging ihr nicht aus dem Kopf, sie hörte die ganze Zeit Adam und Eva die Schönheit ihres Gartens und den Duft der Blumen besingen. Sie summte die Stelle, an der die Stimmen jubelnd ansteigen. Dazu wischte sie den Fussboden, und mit der Zeit entstand aus Summen, Atmen und Wischen ein Rhythmus.

Seit fünfundzwanzig Jahren standen in diesem Raum Blumen in allen Farben, Formen und Düften. Vor Weihnachten roch es tannig, im Frühling pollig, im Sommer üppig, im Herbst herb. Menschen kamen herein, wählten Blumen aus, um damit ihre Räume zu schmücken oder sie jemandem zu schenken. Rote Rosen, frische Zweige oder Lifestyle-Arrangements, Lili band mit leichter Hand Schönheit zu Sträussen.

Millys Liebeslust und Haydns Blumenduft verwoben sich zu einem Klangteppich. Sie hatte ihr Paradies gefunden. Am Abend würde sie Ernst wiedersehen. Da bemerkte sie den Blumenduft. Beim ersten Hauch dachte sie, es müsse Einbildung sein. Während sie weiter den Fussboden Streifen um Streifen reinigte, wurde der Duft stärker, bis sie das Gefühl hatte, sie bewege sich durch ein Meer aus Blumenduft.

Lili war nicht überrascht, als sie es ihr erzählte. Nach so langer Zeit konnte eine Atmosphäre entstehen, in der die Blumen zum Greifen nah kamen, auch wenn keine Blumen im Laden standen. Ob das – ausser ihr – jemand begreifen würde? Heute Abend wollte sie es Ernst erzählen.

Es war schon dunkel, als sie vor dem Schaufenster standen. Ernst legte die Hände um sein Gesicht, um besser ins Ladeninnere schauen zu können. «Ich sehe nichts!» Milly schluckte leer. Es stimmte, die Blumen kamen erst morgen. In der Stille und im Dunkeln war von aussen nichts mehr von dem zu spüren, was sie heute im Blumenladen erlebt hatte. Ernst hatte sich ihr zugewandt und nahm sie plötzlich fest in die Arme: «Willst du mich heiraten?» fragte er sie, als sie wieder zu Atem gekommen waren. Sie sagte Ja.

Reinigung mit Rosenwasser

Zu besonderen Gelegenheiten verwende ich ein wenig Rosenwasser, am liebsten mit frischem Quellwasser zusammen, um mit Lust und Nachdruck eine vergangene Periode abzuschliessen. Mit reinem Rosenwasser machen die Sufi (Islamischer Orden) ihre rituellen Reinigungen. Es ist neben reinem Wasser die kostbarste Form von Reinigungsmittel.

Das Hören

Schmutz ist stumm – Putzen klingt.
Angenehm ist der Klang des Wassers, unangenehm der Staubsaugerlärm. Dazwischen gibt es Abstufungen rhythmischer Reibelaute, Hall und Klang. Beim Wecken der Sinne lohnt es sich, ab und zu ohne elektronische Töne darauf zu hören, wie Putzen klingt.

Eigenklang des Putzens

Eintrag ins Putztagebuch: 24. 09. 2001
Kennen Sie den Klang des Tischabwischens? Stuhlbeinabreiben tönt anders als Bettgestelle oder Badewannen waschen. Am liebsten putze ich im Treppenhaus die Geländerstangen. Das Hartholz der Staketen gibt klare Töne, wenn ich mit dem Lappen drum herumfahre. Gut Staketen zu reinigen bedingt, alle gedrechselten Rillen auszuwischen. Ich kann zur Zeit putzen, wann und was ich will. Ich muss mich nicht nach einem Putzplan richten.

Ich mache mich von Vorstellungen frei, wie ich was putzen müsste, zum Beispiel Geländerstangen. Die übliche Richtung ist von oben nach unten. Putzen – lernen wir – soll man von oben nach unten, zuletzt die Böden. Das macht Sinn, schleift aber Handlungsmuster ein, die die Kreativität binden, weil kein Spiel mehr aufkommen kann. Dem Kind, das Dreck zu lauter kleinen konzentrischen Haufen kehrt, wird vorgehalten, es putze nicht «richtig». Später besucht man Kurse und bezahlt für «Konzentrationsübungen» Geld.
Beim Geländerstangenwischen gelang mir der Sprung in die Umkehrung. Ich rieb sie von unten nach oben ab. Statt sie nur mit der rechten Hand

von oben nach unten abzuwischen, kann ich mit der linken Hand abwechseln.

Das Treppenhaus gehört zu den «Zwischenräumen» eines Hauses. Es ist mir unverständlich, dass die Leute sich so gegen die Treppenhausreinigung wehren. Wie das Bad ist auch das Treppenhaus ein besonderer Klangraum, es steckt voller Bewegung.

Während ich Stab um Stab reinige, steigen Bilder und Treppenhaus-Geschichten in meiner Erinnerung auf.
Es wird mir wohler, wie die Spuren nach und nach von Treppengeländer, Rupfenwänden und Stufen verschwinden.

Zu hören gibt es beim Putzen viel, sei es auf die Geräusche der Umgebung oder auf Gedanken, plötzlich ist eine gute Idee da.

Übung: Duett mit Staubsauger
Im Kurs setzen wir dem Staubsaugerlärm einen «Klangteppich» aus den Stimmen der TeilnehmerInnen entgegen. «Das tönt wie ‹Stille Nacht, Heilige Nacht›», staunte jemand. Staubsaugerlärm hat ein grosses Klangspektrum und den Vorteil, dass Sie Ihre Stimme darin einbetten können, wenn Sie nicht gehört werden wollen.
Summen und singen können wir nicht, ohne regelmässig zu atmen – und Atem brauchen wir, um die Energie in Fluss zu behalten.

Kapitel 5

Neu putzen lernen

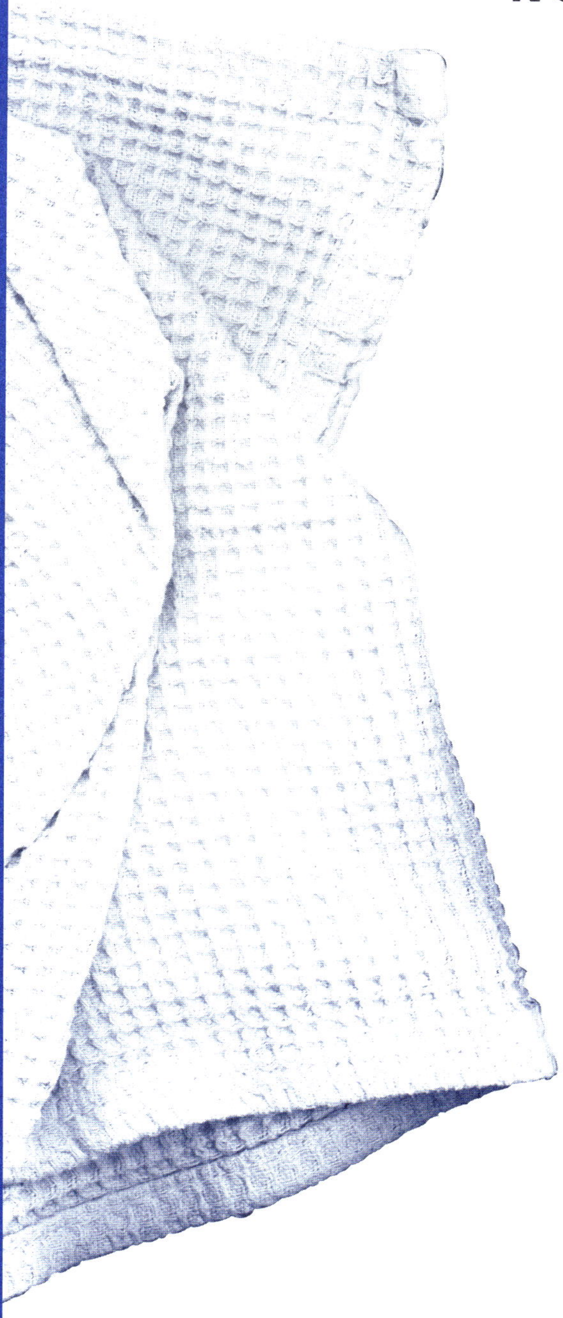

Auf der Entdeckungsreise zur Kehr-Seite des Raums haben Sie erkannt, dass Sie nicht «schuld» sind, wenn Ihnen das Putzen-Müssen Mühe macht, sondern dass Sie unter den heutigen Bedingungen eine erstaunliche Ausnahme sind, wenn Ihnen Putzen Lust und nicht Last bereitet. Sie erkennen, was sich nur gesellschaftspolitisch ändern lässt, und was Sie selber in der Hand haben. Der Rest ist Üben. Dazu ist das Thema ideal: Es wird von selber wieder schmutzig. Wer auf den Geschmack gekommen ist und weiss, was gut tut, entwickelt die nächsten Schritte.

Wer geselliges Arbeiten mag, tut sich mit Gleichgesinnten zusammen. Männer können von den Spezialkenntnissen der Frauen lernen und umgekehrt. Und alle lernen von den Kindern den unbefangenen Blick auf den Alltag.

Hausarbeit neu verhandeln

Die Postmoderne verlangt, dass Lebens- und Arbeitsweisen neu verhandelt werden. Das ist mühsam für die, die lieber so weiter machen würden wie bisher. Eine Chance für alle anderen. Männer können nicht wie bisher erwarten, «beputzt» zu werden. Die Arbeitsteilung wird im Idealfall partnerschaftlich neu geregelt.

Exkurs: «Hilfe, mein Mann will (nicht) putzen!»

Ein Auslöser für mein Interesse an der Raumpflege waren lauter werdende Streitereien ums Putzen in Paaren, Familien und Wohngemeinschaften. Mich erstaunte, dass man sich über Gegenteiliges stritt: Der Mann, der sich weigerte, bei «der Drecksarbeit» mitzumachen, konnte genau so anecken wie der, der sich bemühte. Manche Männer weigern sich, andere wollen über den Kopf der Frau hinweg die Leitung des Haushalts übernehmen, andere putzen so verkehrt, dass der Frau die Haare zu Berge stehen. Aber auch wenn sie alles «richtig», das heisst nach der Vorstellung der Frau machen, stellt die Frau zu ihrem Erstaunen fest, dass es sie irritiert, wenn er sich in «ihren» Räumen zu schaffen macht, obwohl sie von der Überzeugung her die Arbeit mit ihm teilen möchte.
Die weit verbreiteten paradoxen Reaktionen zeigen, dass das alte

Frauenrevier «Haushalt» im modernen Bewusstsein umhergeistert. Die Bereitschaft allein, die Arbeit zu teilen, reicht oft nicht aus. Frauen, die sich auf einen Beruf ausser Haus spezialisiert haben, müssen wahrnehmen, dass sie weiterhin als «Hausfrau» reagieren, wenn es um die Belange des Haushalts geht und dass sie das alleinige Sagen im Haushalt beanspruchen. Verwirrung ist die Folge, die ständige Irritation über Hauhaltstreitigkeiten führt nicht selten zu Scheidungen.
Um zu guten Lösungen zu kommen, braucht es die Erkenntnis, dass die Frauen, auch wenn sie ausser Haus berufstätig sind, nicht ohne einen bewussten Schritt ihr altes Revier öffnen. Zuerst müsste man zugeben, dass es existiert. Um es zu teilen, müssen die Frauen einen Teil ihrer alten Macht loslassen. Hausarbeiten haben sie Jahrhunderte lang autonom gestaltet. Eine freundliche Einladung zur Zusammenarbeit mit dem Mann ist sicher erfolgreicher als das oft gehörte: «Warum putzt du nie das Bad? Muss ich den ganzen Dreck allein machen?» Ich plädiere für mehr Geschlechterspiel statt -kampf. Für den Mann steht an, ein Tabu zu überwinden, das ihm verbot, Hausarbeiten zu machen. Solange Hausarbeit – und Putzen – entwertet bleibt, hat es die laufende politische Kampagne «Fairplay at home» schwer.
«Frauen können nicht mehr, Männer können noch nicht putzen». Wenn das stimmt, haben beide Geschlechter die Chance, neu putzen zu lernen.

Mit Liebe geputzt

«Wir können es besonders gut. Wenn wir anderen zuschauen, beschleicht uns schnell das Gefühl, es besser zu können. Wie ungeschickt die das anpacken, wie schlecht sie dosieren, sie spülen zu wenig nach, sehen die verstaubte Lambrie nicht», sagen die Fachfrauen.
«Vom handwerklichen Können her müssten Sie keinen Putzkurs bei mir machen. Ich müsste eher einen Kurs bei Ihnen besuchen, auch nach fünfzehn Jahren Berufsarbeit könnte ich noch viel von Ihnen lernen.
Ich bin nicht hier, um Sie das Putzen zu lehren. Im Mittelpunkt des Kurses ‹Kessel, Klang und Besen› stehen Sie mit Ihrem Erleben im Mittelpunkt und wie Sie während des Putzens mit sich selber umgehen, ob Sie beim Putzen Energie schöpfen.»
Am Ende der Übungen zur Achtsamkeit sagte eine erfahrene Fachfrau nachdenklich: «Ich kann mich nicht erinnern, wann ich das letzte Mal mit Liebe geputzt habe.»

Übung: Die dumme Hand
Putzen Sie immer nur mit der einen Hand?
Nehmen Sie in einem Moment, in dem Sie genug Zeit haben, die andere. Entspannen Sie Ihre Arbeitshand.
Die «andere» Hand fühlt sich unsicher. Sie spürt dafür mehr und hat neue Ideen. Man begreift ohne Worte, wie es war, als man selber putzen lernte und es nicht im Griff hatte. «Im Griff haben» ist nützlich, kann aber die Fantasie verbauen – und vor allem das Einfühlungsvermögen für AnfängerInnen.

Wenn Sie lernen, abwechselnd mit beiden Händen zu putzen, tun Sie Ihrem Hirn etwas Gutes und entwickeln neue Geschicklichkeit. Beide Hirnhälften werden angeregt; durch die wechselseitige Anspannung und Entspannung kann der Körper besser in Schwung kommen. Eine Gymnastikübung machen Sie nie nur einseitig. Im Sport, im Tanz, eigentlich überall wo es uns wohl ist, suchen wir die Beidseitigkeit.

Achtsame Raumpflege

Wenn die Sinne beim Putzen wach werden, entwickelt man mehr Achtsamkeit im Umgang mit sich und anderen, den Räumen und der Umwelt. Man beginnt, das Putzen anders zu sehen.

Der Sinn des Putzens

Das Putzen liegt im Dunkeln. Putzen ist ein altes Bilderbuch. Es lebt hinter dicken Mauern ein Eigenleben. Die Steine, aus denen die Mauern gebaut sind, heissen «verachtet», «sinnlos», «banal», «monoton», «etwas für Dumme», «Dienen», «sowas versteht jede Putzfrau», «zum Putzen braucht man nichts zu können». Jeder, der den Mauern achtlos zu nahe kommt, erstarrt vor Schreck. An das einfache Putzen hat sich ein atembeklemmender Haufen Verzerrungen und Geschrei geheftet. Wie durch Spiegelungen müssen wir reisen, um seinem Wesen auf die Spur zu kommen.
Wo liegt der Schlüssel zu seinem Verständnis?

Analysieren lässt es sich ungern. Es liebt das schöpferische Dunkel der Nacht und des Chaos. Es lässt sich lieber umschreiben. Es mag Bilder, Bewegung, Gerüche, Spiel und Zauber. Es verbirgt sich hinter dem Schmutz.
An sich strukturlos, ist Putzen Struktur gebend.
Das Produkt des Putzens ist «Unsichtbarkeit des Schmutzes», Glanz.

Das Putzen birgt Geheimnisse, obwohl es so naheliegend alltäglich ist, dass seine Bedeutung übersehen wird. In seinem Kern sitzen Geheimnisse unserer Existenz, zum Beispiel die Bedeutung des Pflegens, des Kehrens, des Notwendigen schlechthin.

Das Putzen zeigt sich im Tun, es lässt sich schwer beschreiben. Darüber nachzudenken kann das Umlernen erleichtern – der Rest ist Üben. Dieses Buch ist vor allem für die geschrieben, denen das Putzen-Müssen Mühe macht und die einen eigenen, ihrer modernen Lebensweise entsprechenden Zugang zur Raumpflege suchen. Wer gelassen putzt, kann Anregungen oder Bestätigung finden.

Dem «einfachen Putzen» habe ich den Namen «achtsame Raumpflege» gegeben. Beim achtsamen Handeln richtet man am wenigsten Schaden an, bleibt wach und wertet nicht. Das gilt für alle Tätigkeiten, auch fürs Putzen.

Männer und Kinder

Ich bin ein Prinz, auch wenn ich putze.
Neue Verwirrung droht, wenn Männer den gemeinsamen Haushalt ungefragt umkrempeln.
Sie übergehen (unbewusst) ein altes Frauenrevier, das die Frauen zwar vorgeben verlassen zu haben, aber immer noch (unbewusst) besetzen.
Wie stark alte Lebensformen weiterwirken, hat mich im Lauf meiner Arbeit oft erstaunt.

Einfacher wäre es, der Mann würde seine Angst vor dem «unbekannten Hauswesen» zugeben. Vor kurzem wurde er noch von der Hausarbeit ausgeschlossen unter der Androhung, er verliere seine Männlichkeit, wenn er «Frauensachen» anrühre. Männer, die allein einen Kinderwagen schoben, wurden ausgelacht. Männer disqualifizieren sich gegenseitig mit dem Verdikt, einer sei «unter dem Pantoffel».

Dahinter steht ein altes Revier-Tabu: Der Hausraum war Arbeitsraum der Frauen. Es geschah häufiger, dass Frauen «draussen», im Stall, in der Werkstatt oder auf dem Feld mitarbeiteten, als dass der Mann Hausarbeit machte.

Der Mann fühlte sich im Haus eher als Gast, dem nie ganz gemütlich war. Das partiarchale Oben-am-Tisch-Sitzen-und-das-grösste-Stück-Fleisch-Bekommen verstärkte eher noch, dass ein «richtiger» Mann nicht ins Haus gehörte. Im Orient darf er sich tagsüber nicht im Haus aufhalten. Es ist Arbeitsort und Treffpunkt der Frauen mit ihren Kindern.

«Die Hausarbeit partnerschaftlich teilen» ist schneller gesagt als getan. Männer können putzen, daran besteht kein Zweifel: Sie reinigen hingebungsvoll alles, was zu ihrem Arbeitsbereich gehört – und Autos.

Ferrari-Massage

Warum musste der Mann sich ausgerechnet dann, als ich durch die zugige Unterführung des Zürcher Bahnhofs kam, mit einem Ballen Haushaltpapier in der rechten Hand vorbeugen und das Logo des aufgebockten Wagens abtupfen? «Golden Gate Quiz» verkündete die wehende Fahne. Es gab ein Auto zu gewinnen.

Ich war fasziniert von der liebevollen Geste, mit der er dem Auto die Nase putzte. Er sagte zu seinem Kollegen: «Ich hol uns was zu essen», und ging weg.

Otmar hatte bemerkt, dass ich seinem Kollegen beim Abstauben zugeschaut hatte. «Hier unten ist es so staubig, da könnte man das Auto den ganzen Tag abstauben, so schnell hat es wieder drauf.» – «Ich bin stehengeblieben, weil ich vom Fach bin.» – «So, haben wir es richtig gemacht?» Schlagartig war der defensive Ton in seiner Stimme, den Männer Frauen gegenüber haben, wenn es ums Putzen geht.

«Mir ist aufgefallen, wie liebevoll Ihr Kollege das Auto behandelt hat.» – «Ja, stimmt, Eros putzt gern Autos. Am liebsten seinen Ferrari. Dafür hat er eine Spezialemulsion. Die muss mit blossen Händen aufgetragen und regelrecht einmassiert werden.» («Was ist das für eine Emulsion?», fragte mich der Jaguar-Besitzer, als ich ihm die Geschichte erzählte, «die interessiert mich.») Otmar fuhr fort: «Jeden Samstag, ganz gleich wie elegant sein Schluuch (Slang für «Anzug»), steckt er seine Krawatte zwischen Knopf zwei und drei vorne ins Hemd», Otmar winkte genussvoll mit dem Kravattenzipfel, bevor er ihn zur Demonstration zwischen Knopf zwei und drei seines Hemdes versenkte, «und bearbeitet seinen Ferrari. Ich finde Autopolieren selber ja auch toll, aber wenn sich bei mir der Schweiss auf der Stirne sammelt, ist genug. Eros kann kein Ende finden. Er reibt und reibt die Emulsion in die Haut des Autos.» Seine Worte untermalte Otmar mit sanft kreisenden Handbewegungen. Jemand, der uns von weitem beobachtete, könnte meinen, wir redeten von einer Massage. «Man müsste Eros fast als Autopolierfetischisten bezeichnen», meinte Otmar. «Wenn die Emulsion nach etwa einer Stunde trocken ist, glänzt er sie mit einem speziellen Seidentuch, das zum Set gehört. Ich muss zugeben, ein schöner poliertes Auto habe ich im Leben noch nie gesehen. Etwas Besseres als diese Emulsion gibt es nicht. Falls das Auto doch einmal in den Regen kommt, was man ja zu vermeiden sucht, nimmt man Spezialseidentuch Nummer Zwei vom Set. Man wischt die Wassertropfen weg. Und das Auto glänzt wieder wie zuvor. Wirklich einzigartig.»

Eros kam mit dem Essen, und Otmar machte uns bekannt. Eros lachte: «Stimmt, das Auto putzen Männer selber, das Badezimmer lassen sie putzen.»

Die Geschichte erzählte ich einem Bekannten: Er nickte und grinste: «Stimmt, es ist mir auch aufgefallen: Über die Pflege des Autos können Männer stundenlang reden. Wenn aber jemand fragt, du, auf meinem Herd ist was angebrannt, wie kriege ich das weg, heisst es: Streu Vim auf den Schwamm und scheuere es weg. Hauptsache sauber.»

Nicht-Putzen der Kinder

Kinder putzen nicht. Sie führen Handlungen aus, ohne sie wertend zu unterscheiden.

Martin fragt: Ist das Putzen, wenn meine kleine Tochter beim Umtopfen verschüttete Blumenerde zu kleinen Haufen kehrt?

Was heisst «konzentrieren»? «Konzentrieren» heisst «Ungeordnetes um ein Zentrum anhäufen», Gedanken um ein Thema, Abfall um einen Mittelpunkt.
Zenmönche konzentrieren sich, wenn sie die Kiesgärten zu geometrischen Kreisen und Linien rechen. Konzentration entsteht auch beim Reinigungsprozess. Wenn Sie gedankenverloren Krümel auf der Tischdecke zu Mustern zusammenschieben, konzentrieren Sie sich. Für Kinder ist Abfall Werkstoff.

Im Café
Als das Mädchen kam, den Besen nahm, an seinen Reisern zupfte, die Krümel zu Haufen kehrte, ihn mit dem Schuh schubste, ihn zwischen die Geländerstangen zwängte mit der Lust, ihn hindurchzuschieben und hinabfallen zu sehen, dann ist das Putzen und doch nicht Putzen. Das «Nicht» steht für das Nicht-Werten unterschiedlicher Tätigkeiten.

Auf dem Heimweg nach der Gerichtsverhandlung brauchte ich etwas zu trinken und etwas Süsses zu essen und kehrte im Quartiercafé ein.

Ein Mädchen – sie könnte Olivia heissen oder ganz anders – hatte quer über den Fussboden aus Spielzeug eine Wohnanlage gebaut. Ich kündigte ihr an, ich würde vorsichtig darübersteigen, um auf den Balkon zu gehen.
Ich begann meinen Kuchen zu essen. Links von mir zwei Bekannte aus dem Quartier beim Zvieri. Sie ist Goldschmiedin aus Zweigen, Muscheln, Gold und Federn, ihn kannte ich vom Sehen. Sie sprachen über die Schwierigkeit, mit Jugendlichen Theater zu spielen, ohne dass die Mädchen übertönt würden.

Vor meinem inneren Auge tauchte die Reihe Männer aus der Gerichtsverhandlung auf, der Richter, flankiert von vier andern, von denen ich weder Funktionen noch Namen wusste. Ihnen hatte ich vom Arbeitskonflikt in meiner Firma, die sie das «beklagte Putzinstitut» nannten, erzählen müssen.

Neben mir auf dem Balkon blühte weisser Flieder, der sich mit dem Geruch der Thonbrote vom Nebentisch vermischte. Ums Geländer schlang sich eine weisse Klematis mit kleinen Blüten.

Olivia kam auf den Balkon spaziert. Neben der Klematis lehnte ein Reisigbesen, dem jemand den Stiel gekürzt hatte. Der Besen war kürzer als das Kind. Sie löste ihn aus der Gitterschlaufe und murmelte: «Hier steht ja ein Hexenbesen» und begann, die herumliegenden Krümel zu kleinen Haufen zu kehren. «Also, ich habe drei Besen,» erzählte sie, «mit dem einen habe ich im Winter Schnee gekehrt.» Das ist wahr, im letzten Winter hatten wir viel Schnee. «Den andern hat mir die Gotte zum Geburtstag geschenkt.» – «Und der dritte?», fragte ich sie. «Das ist der von der Bäbistube, der ist zu klein, der geht nicht richtig.» Sie redete halb mit sich, halb zu mir. Sie spielte mit dem Besen. Es war so verführerisch, ihn zwischen das Balkongeländer zu schieben. Wenn man es geschickt anstellte, sträubten sich auch seine Reiser nicht, man hätte ihn so wunderbar hinunterwerfen können.

Fasziniert vom Abgrund und von der voraussichtlich heftigen Reaktion der Erwachsenen schob sie den Besen näher an den Rand. Ich verhandelte mit ihr, ihn nur hinunterzuwerfen, wenn sie ihn auch wieder heraufholen könnte. Sie lenkte ein. Das Spiel war nicht mehr interessant, und sie kehrte zur Wohnanlage zurück.

Der Wisch

Milly wurde vierzig und hatte mich zum Fest eingeladen. Sophie, eine Schülerin in Millys Kindertanzgruppe, hatte mich kommen sehen, streckte den Kopf aus der Tür und rief fröhlich: «Milly wird 40!» Ich nahm ein Glas, schenkte ein, wünschte Milly alles Gute zum Geburtstag, wanderte durch die Gästeschar und blieb bei einer der Gruppen stehen.

In der Ecke des Raumes stand hinter einem Paravent ein noch feuchter Mop. Sophie holte ihn hervor und begann, ihn zwischen den Gästen hindurchzuschieben, die, ohne hinzuschauen oder sie weiter zu beachten, automatisch einen Schritt zur Seite taten. Milly sah, was Sophie tat. Im ersten Moment reagierte sie, wie man reagiert, wenn ein Kind den feuchten Mop durch den Festraum schiebt: «Sophie lass das! Mach nicht alles nass!» Sophie schien sie nicht gehört zu haben. Sie machte weiter. Milly liess sie gewähren. Später sagte sie, ihre konventionelle Reaktion habe sie selber überrascht. Während einer Performance hätte sie Sophies Idee sofort als eine Clown-Nummer erkannt. «Aber weisst du, Putzen...», grinste sie. Sie wollte sagen, alles kann Spiel sein, aber Putzen an einem Fest?

Putzgewohnheiten liegen unterhalb unseres Bewusstseins. Von Veränderung werden sie nur langsam erreicht. Sie holen auch die Kreativsten hinterrücks ein und zwingen sie in alte Muster. Es ärgerte Milly, dass es sie erwischt hatte. Sie hatte mit den Kindern der Tanzgruppe Putzspiele entwickelt, Sophie war die jüngste der Gruppe und beim Spielen mit Wasser, Lappen und verschiedenen Requisiten immer vorn dabei. Es gab ein Bild von ihr, wie sie hingebungsvoll mit einem Puderpinsel Holzschnitzereien abstaubte.

Sophie schob den Fadenmop gemächlich zwischen den Gästen durch und brachte einen nach dem anderen in Bewegung. Automatisch machten sie einen Schritt zur Seite, um ihr auszuweichen. Keiner nahm das Spiel auf. Die eine oder der andere mag sich eine Bemerkung zur laschen Erziehung von Sophies Mutter erlaubt haben. Man lässt sein Kind doch nicht mit einem feuchten Fadenmop die Festgäste anfahren.
Milly, Sophies Mutter und ich folgten ihr unauffällig mit dem Blick. Was sie tat, durfte sich sonst nur ein Clown erlauben, für seinen Auftritt teuer bezahlt. Wie er es tun würde, scheuchte Sophie die Gäste auf. Aber eine Fünfjährige, die in vollem Ernst wischte, fand niemand lustig.

Sophie war in der Mitte des Raums angelangt. Die Gäste standen den Wänden entlang. Sie begann, sich langsam zu drehen. Der Mop zog einen feuchten Kreis um sie herum. Sie drehte sich immer schneller und schneller. Die Gäste waren nun doch aufmerksam geworden.
Wie aus einem Gedanken heraus schauten wir uns überrascht an und sagten: «Der Wisch, ein Wisch-Tanz! Was Sophie da macht, ist ja ein Drehtanz!» Als sie genug gedreht hatte, liess sie den Mop liegen und wandte sich etwas anderem zu, womit das Thema aus dem weiteren Lauf des Abends verschwand.
Später meinte Milly, es sei kein Zufall, dass Sophie auf meine Ankunft mit einem Putzspiel reagiert habe. Das Thema verband sie mit mir und drückte es in einer Handlung aus. Ich hatte an ein paar Nachmittagen der

Kindertanzgruppe teilgenommen. Zum Thema «Putzen, ein Kinderspiel» hatten wir mit dem Besen getanzt, im Sommer mit Lappen geplanscht, wir hatten all das getan, was sonst als «Putzen ist doch kein Spiel» sanktioniert wird. Wir hatten festgestellt, dass wer mit dem Putzen spielen kann, leichter die feineren Bewegungen lernt, die es braucht, um koordiniert und systematisch zu arbeiten. Das Stereotyp des «lästigen Putzens» hält besonders kreative Menschen davon ab, es zu mögen. Sophie konnte sich einen ungebrochenen Zugang erhalten und Putzen mit Hingabe spielen.

Das Wasser im Kessel

Eine Frage in meinen Kursen lautet: «Welches ist das wichtigste Reinigungsmittel?» Weil wir gewohnt sind, Putzarbeiten mit Chemikalien in Verbindung zu bringen, dauert es eine Weile, bis die Antwort «Wasser» lautet.

Übung: Der Klang des Wassers
Füllen Sie Ihren Putzkessel halb mit handwarmem Wasser. Machen Sie es sich davor bequem, tauchen Sie die Hände ein und schliessen Sie die Augen. Lassen Sie die Wärme auf sich wirken. Schöpfen Sie mit den Händen Wasser, lassen Sie es durch Ihre Finger zurück in den Kessel rinnen. Tauchen beim Klang des Wassers Bilder, Gefühle oder Erinnerungen auf?

Ein Augenblick Zeit
Silvia wollte nur zuschauen. Sie fühlte sich nach einer Krankheit zu schwach, um beim Putzkurs «Kehren und Konzentrieren» beim Basler Labyrinth mitzumachen. Sie war froh, nahm man ihr zu Hause die Arbeit ab. Mehr beiläufig nahm sie den Rechen auf. Sie zog ihn durch den Mergel, aus den Linien entstanden Muster. Als sie ihn weglegte, strahlte sie: «Beim Rechen erinnerten mich die Muster an Steine, die ich in einer Höhle in der Bretagne gesehen habe. Während ich die Linien betrachtete, rauschte draussen das Meer. Das in der Erinnerung wieder zu hören, hat mir gut getan.»

Obwohl es vielen Menschen schwer fällt zu akzeptieren: Das ist Putzen. Es berührt vergessene Erinnerungen, gute und schlechte. In seltenen Momenten kann man im Putzkessel die Quelle, beim Rechen das Meer rauschen hören.

Der Weg des Wassers von der Quelle bis in den Kessel ist lang. Er führt durch enge Röhren, Turbinen und chemische Behandlungen.

Übung: Reinigen mit Wasser allein
Sammeln Sie Regenwasser oder Quellwasser und experimentieren Sie, wie verschieden sich Wasser allein bei der Reinigung anfühlt.

Wasser ist Leben
Alles fliesst. *Wasser trinken wir. Wasser ist ein Lebenselement – alles, was wir dem Wasser zusetzen, beeinflusst den Wasserkreislauf.*

Kessel
Wasser ist zugleich das wichtigste Reinigungsmittel. Beim Putzen sind die Zusätze so einfach wie möglich – unser Beitrag zum Umweltschutz.

Klang und Besen
Körperenergie ist das zweite Element aller Reinigungsarbeiten. Menschliche Energie ist die kostbarste Energiequelle, die ich kenne. Ich pflege die Ergonomie beim Putzen mit Klang und Rhythmus.

Putzfest-Rezept

Wir leben nicht mehr in den grossen Familienverbänden mit ihren Rechten und Pflichten. Trotzdem muss das Putzen keine einsame Arbeit sein. Wenn Sie geselliges Arbeiten mögen, laden Sie Freundinnen oder gute Bekannte zu einem gemeinsamen Putzfest ein. (Allerdings nur, wenn Ihnen die Gegeneinladung genau so gefiele!) Vielleicht machen Sie irgendwann im Jahr einen Probelauf, bevor Sie im Frühling zum grossen Putzfest einladen.

Der Frühjahrs- oder Osterputz kommt aus der bäuerlichen Tradition. Zum Frühjahrsbeginn, vor den Arbeiten in Garten und Feld, putzten alle Frauen gemeinsam das Haus, fegten den angesammelten Staub aus Winkeln, Betten und Schränken und vertrieben damit symbolisch den Winter. Mit viel Energie, Wasser und einfachen Putzmitteln – Sand, Seife und Soda – wurde das Haus für den Frühling und Sommer vorbereitet. Was können wir im Stadthaushalt davon noch brauchen? Wir leben anders und putzen mehr, trotz Staubsauger.

So können Sie sich vorbereiten:

1. Stimmen die Putzmittel?
Sie brauchen nichts Zusätzliches, nur genügend von dem, was Sie sonst benutzen.

2. Ist bequemes Werkzeug vorhanden?
Ohne Problem können sich vier bis sechs Personen in eine Putzausrüstung teilen. Sie brauchen genügend Lappen und ein paar zusätzliche leere Flaschen mit Sprühkopf, damit sich die Leute etwas Putzmittel abfüllen können. (Kinder lieben Sprühflaschen.)

Die Organisation

Kleine Kinder brauchen jemanden, der oder die für ihre Bedürfnisse zuständig ist. Putzfeste machen sie ganz aufgeregt. Sie wollen überall mit dabeisein. Jemand kann sie anleiten, mit ihnen zum Beispiel das Bad zu putzen. Sie werden freudig in der Badewanne herumplanschen, die Wände waschen, das Waschbecken mit Wasser füllen. Nehmen Sie ungefährliche (ökologische) Reinigungsmittel, Kinder fassen sich plötzlich mit den Händen in die Augen. Wasser allein ist für kleine Kinder schon Spass genug. Die Hauptsache für sie ist, diese besondere Stimmung mitzuerleben. Schicken Sie sie nicht weg, geben Sie ihnen einen eigenen Ort. Weggeschickt zu werden, weil «man noch zu klein» ist, kann sich in der Pubertät rächen. Teenager sträuben sich gegen das «Putzenmüssen» wegen der alten Verletzung und wenn Putzen in der Familie verachtet wird. Wenn jemand aus der Gruppe für die Kinder zuständig ist, stört es nicht, wenn sie zwischendurch herbeigelaufen kommen. Man kann ihnen zeigen, woran man gerade arbeitet, vielleicht machen sie eine Weile mit und kehren an ihren eigenen Ort zurück.

Das Fest danach

Eine andere Person kann während den Reinigungsarbeiten das Festessen vorbereiten. Zu einem guten Putzfest schmeckt feines Essen. Sei es ein Brunch, wenn Sie früh anfangen, ein Zvieri oder Znacht. Die Küche kann man am Schluss putzen.

Vielleicht haben Sie noch Lust auf einen Ausflug, auf einen gemeinsamen Kinogang? Nach einem Putzfest ist man seltsam un-müde, obwohl man mehrere Stunden konzentiert gearbeitet hat. Vielleicht ist das Putzen doch nicht so schlimm, wie man sagt..

Kapitel 6

Tanzen in Schranken

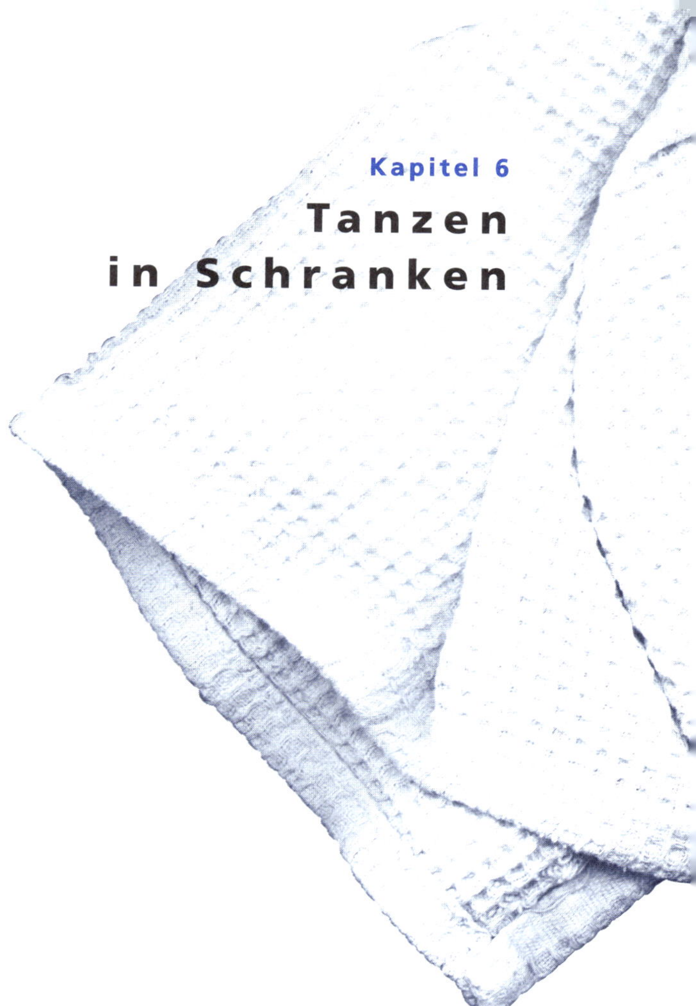

Übung: Aufwischen in der Hocke
Eine der besten Übungen für Bauch-, Rücken- und Beckenbodenmuskulatur ist das Fussbodenwischen in der Hocke. Im Orient kannte man früher nichts anderes, Frauen und Männer arbeiteten und ruhten in der Hocke. Gebär- und Potenzprobleme bei Frauen und Männern nehmen in dem Mass zu, wie Körperbewegung im Alltag abnimmt. Benutzen Sie die Gelegenheit, stellen Sie den Schrubber weg und üben Sie das Aufwischen in der Hocke. Machen Sie die Bewegung ohne Lappen: Erkennen Sie die Gymnastikübung?

«Du behauptest, Putzen sei wie Tanzen. Das ist nicht wahr. Beim Tanzen bin ich frei. Beim Putzen bin ich gebunden und kann mich nicht bewegen, wie ich will», wehrte sich eine Tanzlehrerin. Sie hat Recht – und doch nicht.

So frei, wie man meint, ist man beim Tanzen nicht. Bei Paartänzen bindet man sich an einen Partner oder eine Partnerin und folgt im Takt den festgelegten Schrittmustern. Bei einer individuellen Choreographie folgt man im «freien» Raum den vorgegebenen Formen. Eine Tänzerin kann den Schwan nicht «irgendwie» tanzen. Eine geübte Tänzerin ist fähig, einen imaginären Raum entstehen zu lassen.

Was haben Tanzen und Putzen gemeinsam, was unterscheidet sie? Ein Unterschied ist, dass beim Putzen die Vorgabe für die Bewegung vom Raum kommt. Die Formen des Raums und der Aufgabe bestimmen die Bewegungsabfolge. Diese ist anders, ob Sie abstauben oder ein Fenster putzen. Die Grenzen des Raums begrenzen die Bewegung. Es macht keinen Sinn, eine Tür aus zehn Zentimetern Entfernung abzuwischen – die Fingerspuren bleiben drauf.

Steinkontakt

Nehmt Kontakt auf mit dem Stein, auch wenn er weniger lebendig ist als ein Mensch. Patrick Collaud, Lehrer für Kontaktimprovisation

Welche Inspiration kommt von einem Heizkörper? Er scheint noch unlebendiger als ein Stein. Man meint, keine Reaktion auf den Kontakt zu bekommen, weil sich das Gegenüber nicht merklich mitbewegt. Mit den körperlichen Sinnen erfährt man keine Reaktion des Heizkörpers. Wenn jedoch die Kontaktintensität nachlässt, verliert man Spannkraft. Wenn der Tonus vor einer körperlichen Anstrengung abfällt, ersetzt man ihn automatisch durch Muskelspannung. Je länger man arbeitet, desto mehr ermüdet man, aus Unmut wird Ärger, der eine typische Begleitemotion von Druck und Krampf ist. Sobald man die andere Qualität des Befindens entdeckt hat, lösen sich die alten Denk- und Bewegungsmuster von Putzen als Strafe oder Selbstbestrafung zusehends auf. Es tritt die Erfahrung von «Wellness beim Putzen» ein.

So weit ist die Analyse bekannt, und doch übertragen viele Menschen ihre beschwingende Freizeit- oder Berufskörperkultur nicht auf ihren Alltag. Sogar Fachleute für Bewegung fallen in sich zusammen, wenn sie sich dem Putzen zuwenden. Wohl weil die «Putzmuster» vorbewusst eingelagert wurden und sich zu Gewohnheiten entwickelt haben, bevor man anfing, die Bewegungsmöglichkeiten des Körpers zu erforschen und kunstvoll zum Ausdruck zu bringen.
Die Tanzform der «Kontaktimprovisation» machte es mir möglich, Mechanismen beim Putzen zu erklären.

Heizkörper schlagen zurück

Wenn man einen Heizkörper bei der Reinigung brachial bearbeitet, kann er zurückschlagen. Dazu wird er nicht eine seiner Heizröhren biegen und zum Tritt ausholen.

Wenn man sich den Oberflächen beim Putzen mechanisch nähert, weil man sie als «tote Materie» sieht, schlägt der auf sie ausgeübte Druck auf die Gelenke zurück. Das ist eine der Hauptursachen für Schmerzen an den Handgelenken, im Nacken, im Kreuz usw. Bei einer krampfhaft geballten Hand, die eine glatte Oberfläche sinnlos heftig bearbeitet, verhärten sich die Fingergelenke, die Fingerspitzen werden taub, das Handgelenk steif, der Ellbogen schmerzt. Je weiter die Versteifung der Hände fortschreitet, desto mehr müssen die folgenden Gelenke dran glauben.

Der Stein schlägt anders zurück. Bei stetem, hartem Druck auf den Stein versteinern die Gelenke.
Ein Tisch schlägt zurück, indem der Druck eine Verhärtung der Gelenke, mit der Zeit eine chronische Verminderung der Beweglichkeit des Körpers auslöst. Dafür lockern sich die Kleb- oder Schraubstellen des Tischs. Mit der Zeit fällt der Tisch auseinander, der Mensch «verholzt».
Die Badewanne schlägt noch subtiler zurück. Badewannenemail hat eine heikle Haut. Wird sie durch zu viel Druck, aggressive Reinigungsmittel oder einer Kombination von beidem abgescheuert, verliert sie den Glanz und die samtene Weichheit. Die haarfeinen Kratzer vertiefen sich bei jedem Scheuern. Sie wird trüb und ist rau anzufassen. Baden kann man immer noch darin, das Reinigen dauert jedesmal länger. Für Putzmuffel ist dies eine schlimme Folge.

Beschädigte Oberflächen sind teuer zu ersetzen. Ist eine moderne Oberfläche beschädigt, kann der Schaden meist nicht mehr lokal repariert werden. Man muss ganze Flächen ersetzen. Bei Küchenschränken das Kelko-Furnier, beim Fussboden den Siegellack, bei der Badewanne braucht es eine neue Wanne. Während Menschen neue Hüft- und andere Gelenke eingesetzt bekommen.

Viele Menschen setzen beim Putzen den Körper als Bremsblock für wildes Gefuchtel mit Armen und Fäusten ein. Man biegt sich so weit wie möglich von der Arbeit weg und hält den Besen weit von sich gestreckt. In diese Falle treten diejenigen, die mit Bewegungen signalisieren: Ich kann mir das Putzen nicht vom Hals schaffen, es komme ja niemand auf die Idee, mir gehe es dabei gut.

Wem nützt das? Es ist ein falsch verstandener Emanzipationsgedanke. Hausarbeit abzuschaffen wäre eine Sache, sich damit abzuquälen, wenn man sie aus irgendwelchen Gründen doch tun muss, eine andere. Man bestraft sich doppelt. Die Arbeit in vielen Büros würde kreativer, wenn die Angestellten sich nicht zu schade wären, ihre eigenen Schreibtische zu pflegen. Man sagt, sie seien dafür zu hoch bezahlt. Ich behaupte: Sie würden die hohen Löhne besser rechtfertigen, wenn sie zwischendurch Pflegearbeiten machten. Ich trete gern zum Experiment an. Eine Beteiligung der RaumbenutzerInnen an der Pflege würde die RaumpflegerInnen motivieren.

Lebendiger Kontakt

So kommen Sie in lebendigen Kontakt mit den Oberflächen:

- Wenn Sie putzen müssen, gestalten Sie Zeit, Bewegung und Zubehör so, dass Sie sich wohl fühlen.
- Entscheiden Sie, ob es Ihnen besser geht, wenn Sie allein üben oder in der Gruppe.
- Sie sind auf dem besten Weg, im Putzen eine neue Energiequelle zu erschliessen. Das erfordert zunächst eine erhöhte Konzentration. Nachher werden Sie nie mehr zu Hetze und Krampf, Druck und Ärger zurückwollen.
- Nehmen Sie sich beim ersten Mal keine grosse Aufgabe vor, damit Sie sich ausnahmsweise nicht unter Druck setzen. Ein Fussboden eignet sich vorzüglich. Heizkörper, Badewannen und andere komplexe Oberflächen stellen eine höhere Anforderung an Ihre Bewegungsgestaltung.
- Stellen Sie sich auf Kontakt ein, seien Sie sich des Weges von ihrer Hand mit dem Lappen bis zum Fussboden bewusst.
- Der Atem begleitet die Bewegung.
- Entspannen Sie Ihren Blick, es geht nicht darum, Schmutz zu entdecken. Sie werden ihn spüren, wenn Sie in dieser Haltung über eine Oberfläche streichen.
- Der erste Kontakt mit jeder Oberfläche ist immer sanft. Beim Abstauben reicht der Auflagedruck des Eigengewichts von Hand oder Arm. Wenn Sie mit Wasser arbeiten, benetzen Sie die zu reinigende Oberfläche erst einmal. Ohne Druck.

Putzen als Aufwärmen

Verwandeln Sie das Putzen in ein Aufwärmen. In jedem Fussballtraining läuft man sich warm, bevor man mit den spezialisierten Bewegungen beginnt. Wenn man sich vor dem Putzen nicht warmgelaufen hat, wenn man zum Beispiel gleich nach dem Frühstück mit der Arbeit beginnt oder vom Schreibtisch aufsteht und staubsaugt, muss man das Warmlaufen ins Putzen integrieren. Es durchwärmt den ganzen Körper und baut den Tonus auf.

Putzen lässt sich nicht mit Sport vergleichen, aber ergonomisch optimale Bewegungsabläufe sind ein Aufwärmvorgang für den Körper. Er muss sich dehnen, zusammenziehen, die Arme, Hände, Finger, Fingerspitzen sind ständig in komplexen Bewegungsabläufen. Einmal kommt man schnell voran, zum Beispiel mit dem Staubsauger auf einem Hartboden, einmal langsam mit dem Staubsauger auf dem Teppich, oder wenn man ein Regal Brett um Brett ausräumen, abwischen und wieder einräumen will.

Anspruchsvoll wird ein Bewegungsablauf, wenn man die volle Reichweite der Bewegung in einen kleinen Raum «herunterdividieren» muss. Burga Schwarzbach, München, unterrichtet Ergonomie für MusikerInnen und sagt nachdrücklich: «Den Tonus, den ich im Alltag pflege, habe ich am Abend auf der Bühne.» Was für die Bühne gilt, gilt auch für das Bett: Den Tonus, den ich im Alltag pflege, habe ich auch im Bett. Je weniger man auf den Tonus im Alltag achtet, desto länger wird der Erholungsweg, der Weg zum Bühnen-, Bett- oder Sporttonus.
Je kleiner die Bewegungen sind, zum Beispiel die präzise Reinigung der Armaturen im Bad, desto wichtiger ist die Gestaltung der Bewegung aus dem ganzen Körper heraus. Jede Bewegung mit den Fingerspitzen muss gut in den Füssen verankert sein, die Knie sind immer locker.

«Wellness beim Putzen» hat praktischen Nutzen. Aus verschiedenenen Gründen, nicht allein aus Gründen der Zeitersparnis lohnt es sich, Alltagsarbeiten so bequem wie möglich einzurichten.

Putzen gleicht dem Tanzen, was die **Gestaltung** der Bewegung betrifft. Sie ist grundsätzlich rhythmisch angelegt wie bei anderen Hausarbeiten.

Übung: Türrahmen abwischen
Stellen Sie sich mit einem angenehm warmen, feuchten Lappen in der Hand vor einen Türrahmen. Legen Sie die Hand irgendwo an und fahren Sie den Formen des Türrahmens entlang. Seitlich, nach unten, nach oben, wechseln Sie die Hand. Vielleicht sind Sie hochgewachsen, dann haben Sie keine Mühe, bis oben hinauf zu reichen, sonst dehnen Sie sich, so hoch sie können. Jetzt treten Sie vom Türrahmen weg und wiederholen die Bewegung: Gleicht sie nicht einer der vielen gymnastischen Übungen, die auch grosse SportlerInnen auf dem Rasen machen, bevor sie zu einer Höchstleistung ansetzen?

Beim Putzen haben Sie Gelegenheit, sich in alle Richtungen zu biegen, in Richtung Zimmerdecke hinauf, in Richtung Ecke hinter dem Schrank in einer Drehung nach unten. Wenn Sie sich auf die verschiedenen Bewegungen einlassen, sind in ein, zwei, drei Stunden alle Gelenke angenehm gedehnt und angeregt – das ist «Wellness beim Putzen».

Übung: Staubsaugen
Eine umfassende Ergonomie des Staubsaugens ist nur in der Praxis schulbar. Falsche Haltung, ruckartige Bewegung, Umklammern des Rohrs machen die beabsichtigte Arbeitserleichterung zur Qualspirale.
Umspielen Sie Ihren Staubsauger, lassen Sie ihn locker gleiten, versuchen Sie herauszufinden, wie viel Zeit er braucht, um den Staub aus den Fasern des Teppichs zu ziehen. Arbeiten Sie nicht schneller als Ihr Staubsauger. Gehen Sie Schritt für Schritt vor und zurück, verlagern Sie das Gewicht, wechseln Sie die Seite ab, setzen Sie sich auf die Stühle, um die herum Sie arbeiten, falls Sie müde sind. Wer weiss, vielleicht werden Sie noch zum Staubsaug-Fan.

Wer mit dem Besen tanzt

Putzen hat einen weiteren Aspekt mit dem Tanzen gemeinsam: Das ist die Bündelung der Energie durch die Bewegung.
Beim Putzen folgen die Hände in rhythmischer Berührung den Konturen des Raums oder sie halten ein Werkzeug, einen Stock, Besen, Mop oder Staubsauger. Dabei kann sich die Energie im Körper bündeln, das heisst steigern. Beim rhythmischen Arbeiten kann ein «Tanz mit dem Besen» entstehen.
Der Besen ist ein befrachtetes Symbol für die Bündelung der Energie. Das geht vom afrikanischen Sprichwort «Ein Besenreis allein kehrt nicht» bis zu den Geschichten, die behaupten, dass man auf einem Besen durch die Luft fliegen kann. Ob das stimmt oder nicht, ist hier nicht die Frage. Es geht darum, wie der Besen in Schwung kommt und den Menschen beim Kehren trägt.
Ja, ja, Sie meinen, ich erzähle Ihnen schon wieder ein Märchen, um Sie à tout prix fürs Putzen zu begeistern. Meinetwegen brauchen Sie sich nicht zu bemühen. Ich weiss, was ich weiss. Ich will Sie keineswegs fürs Putzen begeistern. Ich versuche, Sie dabei zu unterstützen, die Putzarbeiten, die Sie nicht vermeiden können, so zu gestalten, dass es Ihnen dabei gut geht. Und das ist doch wohl etwas anderes.

Kann ein Besen einen Menschen tragen?

Der Kehrer

Zu Imres Arbeiten gehörte das Kehren eines grossen Garagenplatzes. Er benutzte dazu den gleichen Besen wie die Strassenkehrer. «Am Anfang», erzählte er, «sah ich nur diesen unendlich grossen Platz und konnte mir nicht vorstellen, wie ich ihn in nützlicher Zeit kehren sollte. Jedes Mal ging es mir so.
Dann setzte ich an und versuchte, in einen regelmässigen Rhythmus zu kommen (Imre war Musiker) und das Schreiten und das Streichen mit dem Besen aufeinander abzustimmen. Nach einer Weile setzte sich der Rhythmus aus mir heraus fort, ohne dass ich etwas dazu tun musste. Schliesslich bekam ich das Gefühl, der Besen würde mich tragen und nicht ich den Besen! Beim ersten Mal war mir unheimlich, aber es ist ein geiles Gefühl.»

Der Atem

Rhythmisch ausgeführte Körperarbeit und fliessender Atem unterstützen sich gegenseitig.
Übungen zum Klingen während der Arbeit können die Blockade, die entsteht, wenn wir trotz Unlust putzen müssen, sanft überbrücken.
Ein wirksames Mittel ist, dieser Unlust kräftig Stimme zu geben.

Übung: Süsse Unlust
Seelische Widerstände erzeugen körperlich Schwere und Unlust. Es gibt nichts Wohltuenderes als dem einmal nachzugeben, in die Knie zu gehen und am Boden zu arbeiten. Füllen Sie einen Kessel halb mit handwarmem Wasser, etwas Neutralreiniger und ein paar Tropfen vom ätherischen Lieblingsöl. Dann nehmen Sie die Langsamkeit, die Ihre Bewegung hemmt, von Anfang an mit. Kosten Sie die Widerstände aus, geben Sie der Unlust Stimme: «uuuääääähhhhh!»
Stöhnen und schimpfen Sie, denn für diesen Dreck sind andere mitverantwortlich, die nie da sind, wenn es ums Putzen geht. Der Wut und der Unlust Stimme geben, sich dazu langsam bewegen, und schon sind Sie am Putzen. Vom Klang und von den Bewegungen kommen Sie in Schwung. Die Energie kann sich aufbauen, Sie bewegen sich schneller oder auch nicht. Spielen Sie mit Klängen und verschiedenen Geschwindigkeiten, bis Sie Ihren Rhythmus finden.

Die Handlung

Die Kunst des Putzens besteht in der Gestaltung seiner Handlungen.

Ist Ihnen bewusst, dass Sie beim Putzen Oberflächen «behandeln», d.h. von Hand abwischen? Neunzig Prozent der Raumpflegearbeiten sind Handarbeit. Der Staubsauger saugt Staub, der Nassreiniger grosse Flächen. Aber die ganze Innenausstattung, alle die kleinen und

grossen Formen verlangen Handarbeit.
Die Pflege der Handarbeit ist mein Spezialgebiet. Ich bin auf jeden Fall für den sinnvollen Einsatz von Maschinen, die uns die Arbeit erleichtern. Ihr Lärm und ihre Masse darf nicht darüber hinwegtäuschen, dass gute Raumpflegequalität mit der Feinarbeit, dem Hand-Werk, steht und fällt. Deshalb bin ich dafür, zuerst eine «saubere» Handwerkskultur zu entwickeln und dazu die passenden Hilfsmittel anzuschaffen. Sonst könnte das Folgende passieren:

Der Mutter Sohn

Es gibt Männer, die schildern ihr Putzproblem so: «Ich wohne seit drei Jahren in dieser Wohnung und staubsauge regelmässig, aber es wird immer schmutziger.» Der Auslöser für den Anruf mag sein, dass die Mutter oder eine neue Freundin zu Besuch kommen. Plötzlich fällt dem Mann auf, dass seine Wohnung schmutzig wirkt.
Entsteht ein Reinigungsauftrag, findet sich in der Dusche eine durchgehende Kalk-, in der Küche eine zähe Fett- und auf den Regalen eine dicke Staubschicht.
Viele Männer lernen nicht putzen. Sie meinen, mit Staubsaugen seis getan.

Die Schwierigkeit des Putzens wird gleichzeitig über- und unterschätzt. Einfach daran ist, dass alle verschiedenen Oberflächen mit einem kleinen Set von Produkten gereinigt werden können. Anspruchsvoll am Putzen ist das TUN, das Wissen, wie man handeln muss. Putzanleitungen finden Sie viele, hier steht der schonende Einsatz Ihrer Hände im Mittelpunkt. Haben Sie sich erst daran gewöhnt, putzen Sie gleich schnell wie zuvor, haben bessere Resultate, schonen die Oberflächen – und vor allem auch Ihre Hände.

Hände waschen

Hände waschen – Wände haschen: Nur zwei Buchstaben verwechseln – schon wird der Ohrwurm der Kindheit unverständlich.
«Hast du dir schon die Hände gewaschen?» ist ein stereotyper Satz zum Einprägen von Alltagshygiene und Benehmen.
Hände waschen vor... Hände waschen nach... hören wir von klein auf. Händewaschen ist eine Grundregel der Alltagshygiene. Hände sind unser Hauptkontaktorgan.

Beim Putzen hat Handpflege eine grosse Bedeutung.
Putzen hat mit Schmutz zu tun, das ist das eine, Putzen ist aber auch eine Reihe von Handlungen, bei denen man die Hände braucht:

Vier Punkte zur Handpflege:

- **Händewaschen vor...**
  dem Anziehen von Gummihandschuhen zum Arbeiten. Man wäscht besser die Hände, damit sich keine unnötigen Keime im feuchten Handschuhinnenklima vermehren können.
- **Händewaschen nach...**
  dem Ausziehen der Gummihandschuhe: Die Hände mit kühlem Wasser spülen, weil die Haut warm und aufgeweicht ist.
  Achtung! Nicht gleich anschliessend weitere Arbeiten mit Wasser machen, Putzlaugen greifen die aufgeweichte Haut sonst zu sehr an. Die Arbeit so organisieren, dass anschliessend trockene Arbeiten kommen, z.B. Staubsaugen.
- **Händewaschen als Abschlussritual**
  Als Abschluss der Arbeit wasche ich mir immer genussvoll die Hände und spüle sie kühl ab.
- **Handmassage**
  Nach dem Waschen die Hände massieren. Am besten zuerst ohne Creme oder Öl: Die Eigenproduktion der Hautfette wird so stimuliert. Auch wenn wir häufig putzen, bleiben die Hände bei milden Putzlaugen geschmeidig.
  Sanftheit bei den Handlungen ist eine grosse Unterstützung beim Ziel, unsere Hände beweglich zu behalten. Anpacken und Entspannen fällt gepflegten Händen gleich leicht: Sie können «Wände haschen»...

Feinfühlige, bewegliche Hände sind zu so vielem gut!

Putzen ohne Schranken

Mit wem wollen Sie tanzen?
Heizkörper, Tür, Wand oder Fussboden?
Wählen Sie den Ort, mit dem Sie ein Kontaktduett tanzen wollen.

Legen Sie über beide offenen Hände einen duftenden, feuchten, angenehm wamen Lappen. Machen Sie es sich bequem.

Bringen Sie eine Hand nach der anderen auf die Oberfläche Ihres Tanz-Gegenübers. Spüren Sie den Konturen nach, nicht dem Wissen, dass sie «Heizkörper», «Tür» oder «Badewanne» heissen.
Reine, absichtslose Bewegung im Kontakt mit dem Gegenüber führt Sie an die Grenzen des Raums, dann auf seine Kehr-Seite. Fühlen und führen lassen, Klänge, Widerstand und Glätte, die Konturen der Oberflächen wahrnehmen.

Putzen löst sich auf in Raumpflege, in Bewegung in den Raum und aus dem Raum hinaus.

Dank

Am Entstehen dieses Buches sind viele Menschen beteiligt. Sie kommen aus allen Teilen der Welt, sind drei bis hundert Jahre alt, arm oder reich; sie können lesen und schreiben oder auch nicht. Ich habe vielen viel zu verdanken.
Die Kundschaft der Mitenand Putzen GmbH lässt sich seit 1988 auf das Abenteuer der *achtsamen* Raumpflege ein. Mehrere hundert Männer und Frauen waren seither als ÖkoRaumpflegerInnen unterwegs. Mariams Arbeitsweise liess eine vergessene Dimension der Raumpflege aufscheinen. Zwei Frauen haben die Firma zeitweise mitgestaltet, Rachel Klein und Verena Leubin. Agnes Ritzmann und Anette Wettstein gründeten mit mir 1988 den Verein.
Mona Borer, Thomas Reck, Peter Weidkuhn, Natascha Nabholz-Kartaschoff: Förderlich ist es, gute LehrerInnen zu haben.
Erika Brugger hat die 2. Auflage lektoriert. Sie begleitet mein Schreiben kritisch und macht mir Mut.
Namentlich danken möchte ich auch Ina Praetorius, Christina Frey, Peter Gessler, Anna Gürtler, Lislott Senn, Elisabeth Schatz, Franziska Richard, Sibylle Glanzmann, Doris Héritier, Bix Wetzel, Hans Schaub, Markus Aerni, Mike Thulke, Hélène de Roche, Regine Bossert, Albert und Ingrid Schmidig, Kurt Hugelshofer. Freundschaftliche Begleitung und Ermutigung beim Schreiben verdanke ich Monika Diem, Rosi Zeller, Irene Wigger, Barbara Perkinzl, Maxa Goop.

Besonderen Dank verdient mein Vater Hugo Zaugg, der mir über die finanziellen Durststrecken half. Ohne seinen grosszügigen Beitrag hätte dieses Buch so nicht entstehen können.

Mit der Inspiration meines Freundes Urs E. Bachmann tanzt der Besen in neue Räume.

Inhalt

Zum Weiterlesen im h.e.p. – Verlag:

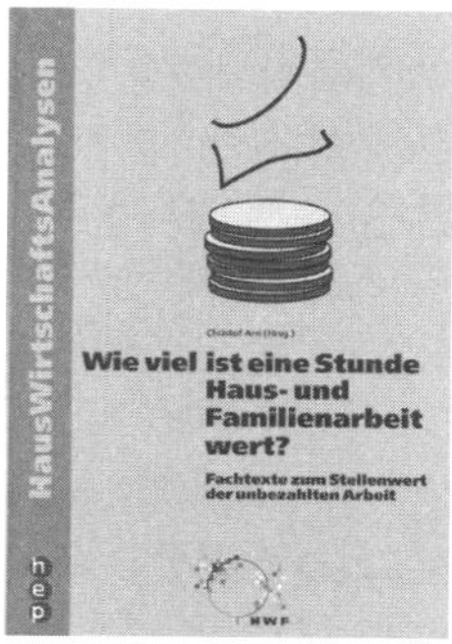

Christof Arn (Hrsg.)
Wie viel ist eine Stunde Haus- und Familienarbeit wert?
Fachtexte zum Stellenwert der unbezahlten Arbeit

128 Seiten, 18,5 x 27 cm, broschiert
ISBN 3-905905-74-7

Zum Weiterlesen in anderen Verlagen:

Ina Praetorius, Die Welt: ein Haushalt.
Texte zur theologisch-politischen Neuorientierung,
Mainz (Grünewald Verlag)

Michaela Moser, Ina Praetorius Hrsg., Welt gestalten im ausgehenden Patriarchat.
Mit einem Aufsatz von **Katharina Zaugg**: Auf der Kehr-Seite von Eiger, Mönch und Jungfrau
Königstein/Taunus (Ulrike Helmer)